AYA世代がん患者のこころのケア

Adolescent and Young Adult

日本サイコオンコロジー学会 [監修]

吉内一浩・秋月伸哉・岡村優子
白石恵子・藤森麻衣子・吉田沙蘭 [編]

丸善出版

まえがき

　思春期から若年成人が含まれる AYA（adolescent and young adult）世代は，人生において変化の激しい発達段階である．通常でも，ライフサイクル上，困難を伴いやすい時期で，「がん」という重篤な疾患に罹患することにより，さらに，様々なライフイベントによる QOL（quality of life）への悪影響が生じるリスクの高い時期であるという特色がある．しかし，この世代の「がん」の罹患率は低く，全がん患者の 2 〜 3 ％に過ぎない．

　日本において，死亡数から見た死因ではがんが第 1 位になってから久しい．2007 年 4 月に「がん対策基本法」が施行され，同年 6 月に，第 1 期の「がん対策推進基本計画」が策定され，がん医療における治療の面だけではなく，治療の初期段階からの緩和ケアの実施が盛り込まれた．ただし，第 1 期の「がん対策推進基本計画」には，重点的に取り組むべき施策として，小児も AYA 世代も含まれておらず，第 2 期の「がん対策推進基本計画」（2012 年）に小児がんが取り上げられ，AYA 世代に関しては，ようやく第 3 期の「がん対策推進基本計画」（2017 年）に盛り込まれることになった．このように AYA 世代は重点的に取り組むべき施策から「取り残されてきた」世代であり，近年ようやく，この世代のがん患者へのケアに関する取り組みが注目されてきている段階である．

　本書は，このような状況の中，日本サイコオンコロジー学会の協力を得て，この分野の第一人者の先生方にご執筆をいただいた．AYA 世代に関わるなら知っておきたい総論から始まり，がん患者のみならず，ご家族やパートナー，さらには医療スタッフを含む周り

の方へのサポート（グリーフケアを含む）も含まれている．そして，病院内外・地域をも含む，多職種連携の仕方も含まれている．

　本書が，様々な職種の方に活用され，この世代のがん患者・ご家族の QOL の向上に寄与することを願っている．

　あらためて，本書の刊行にあたり，企画から熱心にご参画いただいた編集委員の先生方，素晴らしい内容の原稿をご執筆いただいた著者の先生方をはじめ，関係者のみなさまに厚くお礼申し上げる．

2024 年 10 月

日本サイコオンコロジー学会前代表理事

吉内一浩

編集委員および執筆者一覧

編集委員長

　　吉内　一浩　　東京大学医学部附属病院　心療内科

編集委員

　　秋月　伸哉　　都立駒込病院　精神腫瘍科
　　岡村　優子　　国立がん研究センター　がん対策研究所
　　白石　恵子　　九州がんセンター　サイコオンコロジー科
　　藤森麻衣子　　国立がん研究センター　がん対策研究所
　　吉田　沙蘭　　東北大学大学院　教育学研究科

執筆者

　　青山　陽亮　　がん研究会有明病院　乳腺内科
　　井上　実穂　　四国がんセンター　心理支援室
　　江口　惠子　　相良病院　サバイバーシップ支援センター
　　大杉　夕子　　兵庫医科大学　呼吸器・血液内科
　　大園　秀一　　久留米大学　小児科
　　尾形　明子　　広島大学大学院　人間社会科学研究科
　　小川　祐子　　国立がん研究センター中央病院　精神腫瘍科
　　小澤　美和　　聖路加国際病院　小児科
　　齊藤　英一　　新生病院　緩和ケア内科／在宅診療科
　　齋藤　　円　　市立ひらかた病院　精神科
　　坂本はと恵　　国立がん研究センク　東病院　サポーティブケ
　　　　　　　　　アセンター／がん相談支援センター
　　品田　雄市　　東京医科大学八王子医療センター　総合相談・
　　　　　　　　　支援センター

白石　恵子	九州がんセンター　サイコオンコロジー科	
鈴木　美慧	聖路加国際病院　遺伝診療センター	
高野　利実	がん研究会有明病院　乳腺内科	
多田　雄真	大阪国際がんセンター　血液内科／AYA 世代サポートチーム	
津村　明美	横浜こどもホスピスプロジェクト	
中嶋　祥平	帝京大学　医療技術学部看護学科	
奈良　和子	亀田総合病院　臨床心理室	
波光　涼風	広島大学大学院　人間社会科学研究科	
枷場　美穂	静岡県立静岡がんセンター　緩和医療科	
橋本久美子	聖路加国際病院　AYA サバイバーシップセンター	
平山　貴敏	こころサポートクリニック　心療内科／精神科／腫瘍精神科	
松井　基浩	東京都立小児総合医療センター　血液・腫瘍科	
吉田　沙蘭	東北大学大学院　教育学研究科	
渡邉　裕美	こころの総合診療室 Canal 勾当台心理室	

（2024 年 11 月現在，50 音順）

目　次

1章　AYA世代の特徴　（担当委員：吉田沙蘭）・・・・・・・・・・・・・・・・・・・・・1

1.1節　精神的な発達　（尾形明子・波光涼風）・・・・・・1

1.2節　社会的な発達，役割の変化　（品田雄市）・・・・・・11

1.3節　どのようながんを発症するか　（青山陽亮・高野利実）・・・・・・19

1.4節　妊　孕　性　（奈良和子・渡邉裕美）・・・・・・26

1.5節　晩期合併症のリスクと長期フォローアップの必要性　（大園秀一）
・・・・・・37

1.6節　がんと遺伝の関係について　（鈴木美慧）・・・・・・44

2章　がん患者とのコミュニケーション　（担当委員：秋月伸哉）・・・・53

2.1節　AYA世代患者とのコミュニケーション技術　（大杉夕子・齊藤英一）
・・・・・・53

2.2節　情報提供と意思決定支援　（中嶋祥平）・・・・・・64

2.3節　支援者自身のつらさに対応する　（齋藤円）・・・・・・70

3章　患者へのサポート　（担当委員：岡村優子）・・・・・・・・・・・・・・・・・・・・77

3.1節　包括的アセスメント　（平山貴敏）・・・・・・77

3.2節　精神医学的問題　（平山貴敏）・・・・・・89

3.3節　心理的問題　（吉田沙蘭）・・・・・・101

3.4節　社会的問題　（橋本久美子）・・・・・・115

3.5節　AYA世代がんのピアサポート　（松井基浩）・・・・・・135

4章　患者の周囲の人々へのサポート　(担当委員：藤森麻衣子)･･･145

4.1 節　患者の親へのサポート　(江口恵子)…… 145

4.2 節　子どもへのサポート　(井上実穂)…… 153

4.3 節　パートナー，きょうだいへのサポート　(枷場美穂)…… 162

4.4 節　遺族へのサポート　(小川祐子)…… 174

4.5 節　医療スタッフへのサポート　(津村明美)…… 182

5章　多職種連携　(担当委員：白石恵子)･･････････････････191

5.1 節　病院内の多職種連携　(多田雄真・白石恵子)…… 191

5.2 節　施設間の多職種連携　(小澤美和)…… 199

5.3 節　地域資源が行うサポート　(坂本はと恵)…… 206

索　引 …… 215

1章

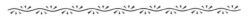

AYA 世代の特徴

◆ 1.1 節　精神的な発達

1. AYA 世代とは

　AYA とは，adolescent and young adult の略であり，AYA 世代の定義は様々であるものの，15 歳〜39 歳までに初めてがんと診断された個人を指すことが多い．AYA 世代は，がんの罹患率が低く，その数は全がん患者の約 2 〜 3 ％に過ぎない．しかし，思春期から若年成人という成長が目覚ましく成熟していく過程にあり，身体的，精神的，社会的に大きく変化する時期である．そのため，がんへの罹患や治療によって，AYA 世代特有の課題が生じ，心理社会的発達に悪影響が生じる可能性がある．表 1.1.1 は，AYA 世代を，思春期，若年成人前期，若年成人後期と 3 期に分け，生物・心理・社会的問題とその変化，治療やサバイバーシップにおける問題とそれに伴う発達的問題，関連する倫理的配慮をまとめたものである[1]．同じ AYA 世代であっても，その生物・心理・社会的状態は年代によって変化し，他の世代とは異なる治療に伴う問題や倫理的問題が存在することがわかる．また，我が国における AYA 世代のがん患者の治療中の悩みの上位項目を表 1.1.2 に示す[2]．表 1.1.2 では，AYA 世代を，A 世代（思春期）と YA 世代（若年成人）に分けており，A 世代では，病気や治療に関する不安と同時に学生生活との両立が課題になり，YA 世代においては，不妊治療や生殖機能に関する問題や経済的問題が悩みとして挙げられている．

　以上のように，AYA 世代は，幅広い発達段階を含んでおり，自律や自立，就学や就労，仲間との関係，パートナーとの関係，生殖機能，経済的問題といったこの時期特有の問題がある．さらに，がんへの罹患や治療の影響は，身体的面のみならず，患者自身の自己イメージやウェルビーイングといった

2　　　1章　AYA 世代の特徴

表 1.1.1　AYA 世代の発達と治療に伴う問題

年齢	生物 – 心理 – 社会的問題・変化	治療やサバイバーシップにおける問題（それに伴う発達的問題）	関連する倫理的配慮
思春期： 10代前半〜18歳	・親から切り離された個人のアイデンティティの確立 ・保護者への経済的, 社会的, 精神的な依存 ・社会的関係が重要（"特定の集団に馴染む"） ・多くの人が教育機関に在籍している ・認知能力の発達（実行機能）	・学校の欠席／再登校 ・限定された／制限された仲間との交流 ・介護者への信頼と依存／自律性が脅かされる ・成人期移行後のサバイバーシップケアに関する情報の不足 ・危険行動や問題ある健康行動の可能性 ・不妊症のリスク	・意思決定能力 ・同意と自律性の尊重 ・共同意思決定 ・コミュニケーションの課題（例：非開示または気付かないふり） ・治療拒否または治療アドヒアランスの問題 ・妊孕性温存 ・初期段階での臨床試験への参加
若年成人前期： 18歳〜25歳	・社会的・経済的自立の芽生え ・学業やキャリアの向上を目指す ・パートナーとの関係の維持または発展 ・認知能力の発達（実行機能）	・進学や就職の準備の遅れ ・学校, 仕事, 社会的役割（子育て）の中断 ・その後の財政的／経済的負担 ・社会的孤立／疎外 ・不妊症のリスク ・危険な行動や問題ある健康行動の可能性	・意思決定権と代理意思決定者 ・治療アドヒアランスの問題 ・妊孕性温存 ・健康保険や財源の問題 ・臨床試験への参加が少ない
若年成人後期： 26歳〜39歳	・"安定した生活をする" ・さらなる家庭とキャリアの発展 ・経済的自立と他者を支える責任をもつ	・学校, 仕事, 社会的役割（子育て）の中断 ・教育やキャリアに関する目標を達成したり, その機会を得ることが制限される ・その後の財政的／経済的負担 ・社会的孤立／疎外 ・不妊症のリスク	・意思決定権と代理意思決定者 ・妊孕性温存 ・健康保険や財源の問題 ・臨床試験への参加が少ない

出典：Sisk BA, Canavera K, Sharma A., et al. Ethical issues in the care of adolescent and young adult oncology patients. Pediatr Blood Cancer. 2019; 66: e27608.

表 1.1.2　AYA がん患者の治療中の悩み（上位 5 項目）

	15 〜 19 歳 （33 人）	20 〜 24 歳 （22 人）	25 〜 29 歳 （33 人）	30 〜 39 歳 （119 人）	全体 （213 人）	健康 AYA 世代 （200 人）
1 位	今後の自分，将来のこと	今後の自分，将来のこと	仕事のこと	今後の自分，将来のこと	今後の自分，将来のこと	今後の自分，将来のこと
2 位	学業のこと	仕事のこと	今後の自分，将来のこと	仕事のこと	仕事のこと	仕事のこと
3 位	体力の維持，または運動すること	経済的なこと	経済的なこと	経済的なこと	経済的なこと	経済的なこと
4 位	診断・治療のこと	診断・治療のこと	不妊治療や生殖機能に関する問題	家族の将来のこと	診断・治療のこと	健康のこと
5 位	後遺症・合併症のこと	後遺症・合併症のこと	診断・治療のこと	不妊治療や生殖機能に関する問題	不妊治療や生殖機能に関する問題	学業

出典：厚生労働省．厚生労働科学研究費補助金（がん対策推進総合研究事業）「総合的な思春期・若年成人（AYA）世代のがん対策のあり方に関する研究」（研究代表者：堀部敬三，研究分担者：清水千佳子）．平成 28 年度総括・分担研究報告書．2017.

心理的側面に短期的あるいは長期的に影響を及ぼすことがわかっている[3]．本節では，AYA 世代の精神的発達段階の特徴について紹介し，精神的な発達に応じたこころのケアについて述べる．

2．AYA 世代の精神的な発達に関する理論

1）認知的発達

　認知的発達の代表的な理論に Piaget の理論がある．Piaget は，人が活動を通して外界の認知や理解の枠組みを獲得していくと考え，認知的発達について，感覚運動期，前操作期，具体的操作期，形式的操作期の 4 つの段階に分類している．感覚運動期は 2 歳頃までの時期で，視覚や触覚といった五感やつかむ，かむといった運動を通して，外界を認識する段階である．前操作期は 7 歳頃までの時期で，イメージや言語といったものを使って活動や思考ができるようになる段階であり，言葉遊びやごっこ遊びができるようになる．また，自分の立場からみた関係は理解できる一方で，他者からの見方はまだ理解できないといった自己中心性，物にはすべて生命や心があると考えるア

ニミズムが見られるのも前操作期の特徴である．7〜11歳頃は具体的操作期と呼ばれ，形状を変えても本質的な量の変化はないという保存の概念が確立し，自己中心的な思考から脱して自己と他者の視点が異なることを理解するという脱中心化がみられる．また，具体的操作期では，具体的な事象に関してであれば論理的な思考ができるようになる．そして，11歳以降は，抽象的な概念や知識を用いて仮説を立てて，系統的に物事を捉えることができるようになり，抽象的・論理的思考が可能となる．これを形式的操作期と呼ぶ．思春期は，具体的操作期から形式的操作期へ移行する時期であり，現実の具体的な世界から距離を置き，抽象的な思考によって理想や可能性の世界から現実を批判的に見ることができるようになる．そうした力が他者や社会に向かえば，ある種の反抗期を形成し，自己に向かえば，自尊感情を低下させると考えられている[4]．このような認知的発達によって思春期になると，今までは「親や先生の言うことだから」ということで受け入れていたことを，単純には受け入れなくなったり，逆に矛盾を突いてくるようになる．このような時期を経て，自分自身の価値観を作り出し，また，周囲と折り合いをつけながら，社会の構成員として成長していくのである．

　また，目標に向かって考えたり行動する際に必要な意思決定には，実行機能という認知過程が関連している．この実行機能は，思春期青年期まで発達していること[5]，また実行機能に関わる前頭前野も若年成人期まで発達することが明らかとなっており[6]，解剖学的な認知的発達においても，AYA世代は発達過程にあるといえる．

　さらに，病気や死の概念理解については，形式的操作期にある思春期には成人と同様の理解がなされる．しかし，病気や死といった不幸の原因を「罰が当たった」といった過去の不道徳な行いに帰属させる考えは，幼児期から学童期に科学的知識を得ることで弱まるものの，大学生といった青年期以降から成人期にかけて再度強まるとされている[7]．がんという病気の理解はできていても，なぜ自分ががんになったのかといった病因については，自責的な捉え方をしていたり，非科学的な説明を取り入れている可能性がある．また，AYA世代にとって，これまでは生きることを前提として存在していた死が，がんへの罹患によって身近な問題に感じられることで，死や生きること

への姿勢の変化が生じることもあると考えられる.

2) 心理社会的発達

　心理社会的発達に関する代表的な理論に，Erikson の理論がある．Erikson は，生涯を乳児期ら老年期までの 8 段階に分けて，自我の発達に関する理論を提唱した（表 1.1.3)[8]．この理論では，健康な自我の発達について，それぞれの時期で獲得または克服しなければならない課題として発達課題が与えられ，その達成に向けた危機が到来すると想定している．また，重要な他者は，発達段階によって異なる.

　この理論の中で，思春期・青年期は，子どもとして扱われることもある一方で，大人として扱われることもある時期であり，子どもから大人への移行期となるため，不安定な時期とされている．また，自分とは何者なのかという問いを持つようになり，その答えを探していく時期であり，この問いに答えを持つことが「アイデンティティ（自我同一性）の確立」となる．しかし，アイデンティティを確立するまでには，危機が訪れる．この時期の危機は，職業選択や配偶者選択を含め様々な選択肢を選べずに，自分がどう生きるのかといった答えを出せず迷っている状態を指す．多くの生徒・学生は，節目で，進学するのかしないのか，進学するとしたらどういう専門性を身につける道に進むのか，といった 1 つ 1 つが選択となり，1 人の人間として自分がどう生きるのかを決めていく必要がある．また，この時期に重要な関係性と

表 1.1.3　Erikson の心理社会的発達理論

発達段階	年齢	心理的課題	主な関係性
乳児期	0 歳〜	基本的信頼 vs 基本的不信	母親
幼児期	18 か月〜	自律性 vs 恥・疑惑	両親
	3 歳〜	自主性 vs 罪悪感	家族
学童期	5 歳〜	勤勉性 vs 劣等感	地域，学校
青年期	13 歳〜	自我同一性の確立 vs 自我同一性の拡散	仲間，ロールモデル
成人期	22 〜 40 歳	親密性 vs 孤立	友達，パートナー
壮年期	40 〜 65 歳	世代性 vs 停滞	家族，同僚
老年期	65 歳以上	統合性 vs 絶望	人類

出典：エリクソン E. H. 西平直・中島由恵（訳）アイデンティティとライフサイクル. 誠信書房, 2011.

して，仲間やロールモデルが挙げられる．仲間集団に身を置いたり，ロールモデルを見いだすことで，自分は何者なのか，何のために生きているのかを考えるようになる．それに伴い，親子関係の認識にも変化が見られ，親に守られ，監督されていた状態や親の価値観から心理的に独立していく．

その後の成人期では，青年期に達成したアイデンティティの確立を基礎に，他者との「親密性」という課題に立ち向かう時期とされている．親密性とは，二者関係の中で，どちらかが従属的・依存的な関係になるのではなく，自分のアイデンティティをゆがめることなく，他者と平等・対等な立場でお互いを尊重し，認め合うような信頼関係を築くことである．特に成人期では特定の異性との愛情関係の中で，親密性を築いていくことが重要であり，親とは異なる，愛するパートナーとの関係を育むことは，親からの自立につながり，1人の人間として生きていることの実感を得ることができる．しかし，他者との親密性を築けずに，表面的な関わりや人付き合いを避けるような場合には，「孤立」という危機状態に陥ることとなる．また，これまでは，青年期にアイデンティティが確立すると，それは安定した状態だとされていたが，現代では，転職や多様な働き方が珍しくなく，成人期以降も安定した状態とは言えず，アイデンティティの危機に直面し続けることとなり，その都度，アイデンティティの再構築が必要となる．

Erikson の心理社会的発達理論で重要なこととして，各発達段階以前の発達課題が達成されていることが挙げられる．つまり，思春期には，学童期の発達課題である目標を達成するといった物事を完成させる力とその喜び，周囲の承認，自己の有能感や自尊心といったものが得られている必要がある．また，成人期においては，思春期・青年期にアイデンティティを確立し，所属する社会に受け入れられ，役割を持っていることによって，健康的な親密性を築き，孤立を防ぐことができるのである．

3．AYA 世代のがん患者の精神的な発達に応じたこころのケア

AYA 世代は，生物学的，精神的，社会的に幅広い発達段階を含んでおり，その変化は多様で個別性が高い．そのため，各患者に応じたこころのケアが求められる．ここでは，AYA 世代を，A 世代と YA 世代に分け，精神的な発

達の視点から AYA 世代のがん患者が直面する困難さと必要なこころのケアについて述べる.

1) A 世代のがん患者が直面する困難とこころのケア

　A 世代（思春期）は，認知的には抽象的・論理的な思考が可能となり，経験や学習を通して，自己や人間関係，どう生きるかといった人生の課題に取り組み始め，アイデンティティの確立を目指す段階である．抽象的・論理的思考ができるということは，がんに罹患するとはどういうことなのか，どういう治療法があって，どのように選択していくのか，またその予後や生活の変化について，理解できるということである．そのため，患者が求めている情報や患者にとって必要な情報をわかるように伝えていくことで，患者自身が多面的に情報を整理し，自分の病気や治療について理解を深めることができる．ただし，A 世代の場合，病状説明や治療方針の意思決定において親が関与することは多い．そのため，A 世代は，親からの自立を望む一方で，病気に関わる面では親を頼らなければならない状況であり，葛藤や不安を抱くことがある．意思決定能力には，病気の経験，家庭状況，家族構造，文化などの要因が影響を与えることが指摘されていることに加え[9]，特に子どもの場合は，両親，そして，医師，友人の影響も多く受ける[10]．医療者は，意思決定支援においてこれらのことを意識する必要があり，各患者の親子関係や親子間のコミュニケーション，そして後述する本人のアイデンティティ確立に伴う不安や葛藤，将来への不安を理解しながら，病気や治療に関する意思決定に本人が望む形で関与できるよう支援することが重要である．

　アイデンティティの確立においては，がん患者は，がんを患っている自分と向きあうことが重要な課題となり，そこには数々の喪失体験が伴う．特に，進学や就職において，治療による学習の遅れや出席日数の不足が影響し，進路選択に制限が生じる可能性がある．このことは，患者にとって，将来の自己イメージが失われる体験である．また，病前の生活と発症後の生活の大きな変化やこれまでできたことができなくなること，治療の副作用による容姿の変化も，これまでの自分を喪失するという大きな喪失体験である．喪失体験は，自分がどういう人間かというアイデンティティの確立を大きく揺るが

す．また，学校や職場における活動制限は，集団生活の中で社会性を身につけたり，同世代の仲間の中で自分の在り方を構築することを困難にする．そのため，生活や友人関係，将来の自己イメージなど，患者の様々な喪失を受け止め，理解し，患者自身が思い描く生活を構築できるよう一緒に考えていくことが必要である．同世代との患者との交流も，自身の気持ちを話す場となったり，また，同じような経験を持つ人がいると知ることで孤独感を軽減することにつながり，有益な側面がある．

2）YA 世代のがん患者が直面する困難とこころのケア

　YA 世代（若年成人）は，親元を離れ，経済的に自立し，新たな社会的つながりを確立する時期であり，親密なパートナーや配偶者，子どもといった新しい家族を築く年代である．そして，これまでに確立されたアイデンティティは，さらに成熟する，あるいは，再構築される．

　YA 世代は，認知的発達の面では，論理的思考によって病気やその影響について理解し，自身で選択することができる段階にある．しかしながら，人生経験が少なく，親からの自立の途中にあり，新しい社会や家族とのつながりが始まったばかりの時期でもある．そのため，治療や療養場所，仕事との両立などの意思決定を患者自身では行うことが難しいことも多い．YA 世代は，仕事の有無，配偶者やパートナーの有無，子どもの有無など個人の状況も様々であり，必要なこころのケアも多様となる．

　就労に関しては，治療による就労の中断，体調や晩期合併症による職業選択における制限が生じることがあり，このことは，社会の一員としての自分のあり方の認識やキャリア発達に影響する．そもそも社会人経験が乏しいことも多く，病気や治療について職場とどうコミュニケーションを取ったらよいのか悩むことがあったり，新たに就職活動が必要になることもある．

　恋愛や結婚においては，病気や治療に関するパートナーとのコミュニケーション，妊孕性の問題，再発不安や遺伝性疾患の可能性に対する不安といった問題が挙げられる．これらの問題は，治療を終え，将来に目が向いたときに顕在化することも多い．がん患者である自分や容姿が変化した自分を受け入れてもらえるだろうか，再発など不確実性の高い自分の人生に相手を巻き

込んでいいものかといった不安や葛藤から，他者と親密な関係を持つことを避け，この時期の発達課題である他者との親密性を達成できず孤独感が強まることもある．

　また，治療の影響による妊孕性やセクシャリティの問題も見過ごしてはいけない重要なものである．これらの問題は，非常にプライベートな問題であり，患者自身がとても困っていたとしても他者に相談しにくい．そのため，支援につながらないことも多いと考えられる．そして，妊孕性の問題は，「結婚し子どもを持つ」といった当然自分にもあると思っていた将来像を喪失することとなると同時に，子どもを持つことが社会において重要な役割とするような社会の風潮によって，自身が社会の役に立てていない感覚を持つことになるかもしれない．若い患者は，性に関する情報を求めており，また性を含む情報についてパートナーと話し合いたいと考えているという報告もあり[11]，情報提供や患者とパートナーが話し合うための支援も必要と考えられる．

　YA 世代には，家族を持ち，幼い子どもを抱えながら治療に臨んでいる人もいる．治療のために子どもと会えない時間が増え，親としての役割を十分に果たせないことに苦悩する人や子どもにどのように病気のことを伝えるのか苦悩する人もいる．親としてどうありたいか，といったアイデンティティの確立も重要な課題となる．

　上記のように，YA 世代においては，社会や家庭の中でどのように生きていくのか，何が求められているのか，自身の生き方で何を求めるのかといったことを考えることとなる．医療者は，病気になる前の生活や仕事，家族やパートナーに関する情報を探索し，患者の不安や困難さを理解し，患者がどうありたいのかといった価値観を把握することで，その患者が大切にしたい生活を支えるための支援をすることが重要である．

4. おわりに

　本節では，AYA 世代に相当する年代の認知的発達，心理社会的発達に関する理論を概観し，AYA 世代のがん患者が直面する精神的課題を述べた．精神的な発達は年齢や年代で区分けされることも多いが，個人の経験や学習，他

者との関わりや環境によって，成熟度合いは異なる．特にがんに罹患するこ
とは個人に大きな影響を与え，その影響は個人の特性や環境，がんを発症し
た年齢など様々な要因によっても変わってくる．そのため，認知的発達や心
理社会的発達に関する理論を頭に置きつつ，目の前の患者はどういう環境で
育ってきたのか，どういう経験をしてきたのかについて，生物・心理・社会
的な側面から多角的にアセスメントをし，必要な支援を検討することが必要
である．不安や心配，懸念を率直に家族や友人，医療者と話し合うというこ
とは，自分に起こったことへの理解を深め，心的外傷後成長（posttraumatic
growth）という，がん罹患後の前向きな生き方や心理適応に寄与するという
報告もある[12]．個々の患者のニーズに合わせて，情報提供とともに相談がで
きる機会を保証することが不可欠である．

参考文献

1 ）Sisk BA, Canavera K, Sharma A., et al. Ethical issues in the care of adolescent and young adult oncolo-
gy patients. Pediatr Blood Cancer. 2019; 66: e27608.

2 ）厚生労働省．厚生労働科学研究費補助金（がん対策推進総合研究事業）「総合的な思春期・若年
成人（AYA）世代のがん対策のあり方に関する研究」（研究代表者：堀部敬三，研究分担者：清
水千佳子）．平成 28 年度総括・分担研究報告書．2017.

3 ）Barnett M., McDonnell G., DeRosa A., et al. Psychosocial outcomes and interventions among cancer
survivors diagnosed during adolescence and young adulthood（AYA）: a systematic review. J Cancer
Surviv. 2016; 10: 814-831.

4 ）渡辺弘純．自分づくりの心理学．ひとなる書房，2000.

5 ）Huizinga M, Dolan CV, Van der Molen MW. Age-related change in executive function: Developmental
trends and a latent variable analysis. Neuropsychologia.2016; 44: 2017-2036.

6 ）Casey BJ, Tottenham N, Liston C, et al. Imaging the developing brain: what have we learned about
cognitive development?. Trends Cogn Sci. 2005; 9: 104-110.

7 ）外山紀子．病気の理解における科学的・非科学的信念の共存．心理学評論，2015; 58: 204-219.

8 ）エリクソン E. H. 西平直・中島由恵（訳）アイデンティティとライフサイクル．誠信書房，2011.

9 ）Ruhe KM, Wangmo T, Badarau DO, et al.（2015）. Decision-making capacity of children and adoles-
cents-suggestions for advancing the concept's implementation in pediatric healthcare. Eur J Pediatr.
2015; 174: 775-782.

10）Hein IM, Troost PW, Broersma A, et al. Why is it hard to make progress in assessing children's deci-
sion-making competence? BMC Med Ethics. 2015; 16: 1-6.

11）Corney R, Everett H, Howells A, et al. The care of patients undergoing surgery for gynaecological can-
cer: the need for information, emotional support and counselling. J Adv Nurs. 1992; 17: 667-671.

12）Zebrack B, Kwak M, Salsman J, et al. The relationship between posttraumatic stress and posttraumatic
growth among adolescent and young adult（AYA）cancer patients. Psycho-Oncology. 2015; 24: 162-
168.

◆ 1.2 節　社会的な発達，役割の変化

1. AYA 世代を捉える視点——社会的機能

　AYA 世代（15 歳～ 39 歳）のライフコースを Elder の定義「年齢別に分化した役割と出来事を経て個人が辿る人生行路」から考えた時，「役割」と「出来事」が経験としてどの程度積み重なっているのか，という視点が重要となる．AYA 世代は心理的発達と相まってその役割と出来事に向き合い，どのような体験が「今」にどう影響しているのかという社会経験を経た，人の社会的な発達とその意義を検討しなければならない．

　さらに AYA 世代にとって，人の生涯を全体として俯瞰する先述したライフコースの概念の人生行路には来し方だけではなく，行く末としての未来性が重要となる．すなわち，身体的・心理的・社会的な発達の途上にある中での発病であることを考慮し，その個体性や一体性[*1] をその人の中にある個体性や一体性について，家族との関わり方から，人の社会的な発達について検討することが可能となると思われる．本節では，人が社会的に発達することを検討する最初の場を「家族との関わり」に求め，その関わりによって生じる交互作用によって醸成される自立・自律した個としての「人の主人公性の態様」を役割の観点から考察し，その主人公性と「出来事」が人にどう影響するのかを踏まえた人と社会との関わり方（これを人の社会的機能と捉える）の変容に焦点化して論じていきたい．

　人が社会的にどのような発達を遂げているのかは，この「人の社会的機能の変容」を観察することにより把握できるのではないか，という問いを立て様々な視点から検討したい．人の社会的機能は，人と環境と，人と環境との交互作用のありようで変容する[1]．ゆえに人の「内的」世界と「外的」世界，および両者の関係に目を向け，その社会的な関係性を見ていく必要がある．社会的存在である「人」が生まれ，家族の中で過ごすと同時に家族成員以外

[*1]　家族療法の専門家である Murray Bowen らは，家族成員（家族のメンバー）はそれぞれに「個」としての自身とともに，メンバー間や「家族」としての「一体性」を持っていることを示している．人はこの，「個体性」と「一体性」を自己の中に持ち合わせている，と考える．

の人と接触し交流していく日常を通じて，人の社会的な発達が促されるという前提がこれからの議論の根底にある．

　それは個人の社会的発達のみならず，人々が共に生きる中での道徳や情愛など，その社会における文化にも深く影響する．すなわち，人の社会的な発達は単に社会のありように適応しようとするだけではなく，その社会がより良いものとなるように自分に何ができるのかを考えることにも関与している．

2. AYA 世代のライフコースと社会的機能

　そもそも AYA 世代にある人々は，「その人の出身である家族」である原家族の一成員としての時期と，自らも伴侶と出会い家庭を築き，個々の家族成員が「家族」という1つのユニットとして成長していく主体となる可能性が高い年代までを含む，長期のライフコースを有している．人の社会的な発達を考える際には，原家族の一員としての個人と，新たに家庭を築いていく中での個人の成長と家族関係からの影響を「人の主人公性」として，心理的・社会的に捉える必要がある．

　ここで，人の主人公性の理解を助ける理論の1つを紹介したい．Bowen は，人間関係における応答を情動・感情・主観性・客観性のどのレベルで行うのかを，原家族において獲得する情動分離の度合いに応じ人によって大きな差が生じる自己分化[*2]のレベルとして確認しようと試みた[2]．この自己分化のレベルは，人のコミュニケーション行動や分化しようとするときの動機や葛藤にも関与していることが明らかになっている．こうした原家族からの影響を受けながら社会における構成員としての自身と社会との関わり方を模索しようとする暮らしの中では，社会組織に生きるという点で「凝集性」，「利他性」，「協働性」などの社会的行動も求められる．

　周囲の人々と関わりながら生きる社会的存在としての人は，何らかの課題とその対処に関して，コミュニケーションにおける応答や具体的な社会的行動の態様を通じて自らの社会的機能を発揮していると言える．

---

　*2　個体性や一体性とともに Bowen らの研究模索における重要な概念で，その人の自立性の高さを示す．自己分化の程度が高い人ほど個体性も高く，完全な分化は，集団の中の個であり続けられるとされ情動的成熟に達していると言われている．

3. 社会的な発達とは何か

　ここまで述べてきたように，AYA 世代にある人々の社会的な発達は，原家族における家族関係と成長のありようが出発点となる．一般的に家族が有する主要な機能としての家族創造と保護養育は，人の社会化を促進する．社会制度としての家族は，法的保護下にこれらの機能を認められるが，とりわけ人の生涯を通じて家族が重要な意味を持つ乳幼児期における新生児と家族との関わりは，生活に関わる行動様式全般の学習の機会となる．

　子育てを実践し養育の責任を負う者が必ずしも生物学的父母ではないことも珍しいことではなく，親子関係の様相は多様であることから，家族機能の現代的変化も踏まえたサポートシステムの稼働が社会的な発達のありようを支えていくと考えられる．

　人の成長と発達課題の観点からも，乳幼児期における愛着の形成や，その後の行動範囲の拡大に伴う子どもの自己意識の明確化は自律性を育むこととなり，人の社会的な発達の基礎を支える．この時期にはまた，人のジェンダー形成にも親の固定観念が反映される．ジェンダー形成は，自身がどう振る舞うべきかの前提となる．

　少年期になると，子どもの関心は家庭外へと向けられ学校のクラスや近所の友達と仲間づくりをしていくが，生活の中心が学校になる時期に，教師や親からの期待や要求される課題などを含む急激な環境変化に適応できないこともある．さらに親子関係というタテ関係に加え，友達関係というヨコ関係が加わることで多様な人とのつながりが体験されていくため，言語や認知の発達とともに社会的な発達がますます重要となる．

　こうした時期を経て，青年期を迎えていくこととなった AYA 世代では，人生を模索する時期となっていく．Havighurst の青年期の発達課題（表 1.2.1）にあるように，乳幼児期に比べて格段に社会的意義を含んだものが増えていく[3]．一方で，アイデンティティの確立の時期とされる青年期はモラトリアムの延長傾向のある現代では確立というより形成も遅れがちであるともいわれている．未婚期の長期化やパートナー関係の多様化は結婚の社会的意義をも変化させている．家庭を持つことの意味もまた多様化している中で，人の

14　　　　1 章　AYA 世代の特徴

表 1.2.1　Havighurst による青年期の発達課題

1．同年代の男女と新たな関係の形成
2．適切な男女の社会的役割の取得
3．自己の身体的特徴，役割の受容
4．両親や他の大人からの情緒的独立
5．経済的独立についての自信の獲得
6．職業の選択と準備
7．結婚と家庭生活の準備
8．公民として必要な知識と態度の確立
9．社会的に責任ある行動への志望と遂行
10．行動の指針としての価値や論理の体系の形成

出典：R. J. ハヴィガースト著，児玉憲典，飯塚裕子訳.
ハヴィガーストの発達課題と教育−障害発達と人
間形成. 川島書店. 1997.

社会的発達を社会制度としての結婚や家族と絡めて理解することの限界も見えてきている．

　このように人の社会的な発達とは，人々の暮らしへの主体的営みと社会体制や世相，社会における人々の交流の特徴などの外的世界と，原家族で獲得した自己分化をはじめとする内的世界との適合を示し，それは時代や社会構造の変容といった環境変化に応答して個人が獲得していく統合的な社会対応力であるといえる．

4. 社会的な発達——社会化と個性化のパラドックス

　ライフコースを通じて社会的に発達していくことで人は成長を続けていく．AYA 世代にある人々が，それぞれの学校教育課程を経て社会人として就労の場などに身を置き，その日常の場を変えていく中でも，他者とのコミュニケーションを良好に行い社会集団の一員として機能しようとする時，社会的な発達は 2 つの機能が互いに補い合って発揮しようとする．それは，社会化と個性化とされる．

　社会化は人の社会との調和と統合を目指すもので，社会が求める基準や法律などに基づいた個人への様々な要求に応答しようとすることで一員としての承認を得ることができる．社会化とは，社会的な発達の統合機能と考えられている．一方，個性化は個人の自己意識の発達に基づくアイデンティティ

表 1.2.2　Kohlberg の道徳判断の 6 段階

段階	社会的視点	内容
段階 1	自己中心的視点	罰の回避
段階 2	個人主義的視点	取引や交換
段階 3	相手の立場に立つ	他者への配慮，信頼
段階 4	社会的な視点	義務遂行，良心の維持
段階 5	基本的権利や価値の視点	契約以前の価値や権威
段階 6	道徳的な視点	普遍的な正義の原理に従う

出典：Kohlberg, L. The Philosophy of Moral Development: Moral Stages and
　　　the Idea of Justice. Harper & Row. 1981. Kohlberg, L. The Philosophy
　　　of Moral Development: Moral Stages and the Idea of Justice. Harper &
　　　Row. 1981.

の形成を踏まえた社会における独自の地位や居場所の獲得のために，自己と
他者を区別し，自身の人格的性質や性向を理解し，様々な社会的役割の遂行
や対人関係の維持において要求されるものとの調和が肝要とされる．個性化
は，社会的な発達の分化的機能と見なされるものである．

　先述したように，これら 2 つの機能は互いに補い合うものであることから，
AYA 世代にある人々はそれまでの発達課題と多くの人々との社会的相互作
用の結果，個性を発達させ，また社会的な発達を双方向的に遂げることがで
きる．社会的な発達は，社会化と個性化が互いに深く結びつくことにより，
特に道徳判断や役割取得に影響していくとされる．青年期の道徳判断につい
て Kohlberg は，6 段階に類別した（表 1.2.2）．このうち AYA 世代に該当する
段階は，段階 3 以降であり表に示すように，「相手の立場に自分を置くことが
できる」など社会 - 関係的視点に基づいた判断となっている．さらに段階 4
ではより社会の一員としての視点が反映され，この特性は青年中期から後期
にかけて優勢となり，多くの場合生涯を通じて持続するという[4]．

　AYA 世代における役割取得については，Selman によればすでに 15 歳まで
に個人・家族・友人，知人など様々な役割を社会・慣習的に取得をしている
とされており[5]，こうした役割取得は様々な種類の社会的知識や特に道徳判
断の発達と関係している．AYA 世代における仲間関係，家族関係をはじめと
する社会的関係と役割取得は，どのような関係にあるだろうか．AYA 世代に
ある人々の主人公性の態様は社会的関係を通じてどのように「役割」を遂行

しようとするのだろうか．

5. AYA 世代の人々の社会関係と役割との関係性

　AYA 世代は，家庭における家族関係，学校や地域における仲間関係，勤務先における人間関係など様々な社会関係を生きている．AYA 世代は，年代として法・経済・政治などの社会的制度に直接接することが多くなってくる．常に変容する社会の中で，AYA 世代の主要な関心も社会に向けられていく．AYA 世代にある人々は，認知的能力の拡張，社会的意識，自己意識が発現し，自身が今生きている時代における様々な事象と向き合うこととなる．同時に，AYA 世代における社会的な発達はその時代のいわゆる「若者世代」として特徴的な様相を示す．求愛やデート行動の特徴も時代によって異なることとなり，それぞれの社会関係のなかで見いだされる役割を歴史的・文化的要因とともに様々に変化していく「期待される役割」を敏感に感じ取り，それを身に付けるか回避するかが検討されることとなる．

　家庭，地域，学校，職場などの場もそれぞれに異なる期待される役割を掲げることも多く，役割期待にどう応じ，役割を果たそうとするのかという役割遂行も社会関係における相互作用を通じて，自己分化と道徳判断などによって様々な態様を示すこととなる．つまり，AYA 世代にある人々の役割の変化は，社会的関係とそれらが生じる場の違いに止まらず，その時代特有の役割期待の変容と，社会的な発達の態様との組合せによる役割取得，役割回避，役割遂行の相違によって変化するといえる．

6. 豊かなライフコースを目指して──AYA 世代にある人々の社会的機能を高める

　冒頭で示したように，重要な発達成長過程にある AYA 世代で，生命の危機という「出来事」と向き合うことを余儀なくされた人々がその人生行路をたどる中で少しでも豊かに生きるには，ここまで論じてきたような社会的な発達を踏まえた社会的機能をいかに高められるか，が大きく影響する．

　社会的機能とは，人の社会との関わり方の特徴に現れるもので，様々な側面を持つ．自己と他者との分化を軸に，他者とどう関わろうとするのか，と

いうコミュニケーション，様々な法制度やサービスなどの公的な社会資源を事態の打開のために活用しようとする意欲，社会に対する信頼を規定とした受援力（周囲からの支援を受け容れようとする力），社会そのものをより良くしようとする積極的・能動的態度を指す．人の社会的機能が高まることで困難に直面した際の対処のありようも変容していく．

　中高年の世代であってもこうした社会的機能への関与は重要な意味を持つが，養育者による保護的環境下であったり，社会人としても家庭人としても発達・成長を目指している過程にある AYA 世代は，経済的基盤の脆弱性も相まって，より自己分化や役割遂行の態様が意味を持ってくる．それは，がんサバイバーシップにもつながる人の社会的な発達の社会的意義ともなり得る．ゆえに，AYA 世代にある人々が，具体的かつ危機的な困難の体験をどう受け止め，自身が持つ社会的機能をより高めていけるような支援が求められるのである．

　AYA 世代にある人々は，がんを罹患することでより困難で脅威的な状況に立たされている．生涯発達の視点からもこの世代は個の確立が半ばにある．この時期の病の体験は，うまく感情をコントロールして事態を打開していくという新しい課題を心理的にも社会的にも背負わされることになる．一方で，心理社会的な逆境にある人が状況に適応することができる能力や，そのプロセスと結果を含むレジリエンスが機能することも近年注目されている．病の体験を経て，新たにその社会的機能を高め，発揮できるようにすることで，AYA 世代が社会とどのように関わろうとするか，という個性が活きてくると考える．

参考文献
1) Butrym, Z 著，川田誉音 訳　ソーシャルワークとは何か―― その本質と機能，川島書店 .
2) マイケル・E・カー，マレー・ボーエン著，藤縄昭，福山和女 監訳. 家族評価――ボーエンによる家族探求の旅，金剛出版，2002.
3) R. J. ハヴィガースト著，児玉憲典，飯塚裕子訳. ハヴィガーストの発達課題と教育－生涯発達と人間形成. 川島書店．1997.
4) Kohlberg, L. The Philosophy of Moral Development: Moral Stages and Idea of Justice. Vol. 1. San Francisco. C. A: Harper & Row. 1981.
5) Selman, R. L., The Growth of Interpersonal Understanding: Developmental and Clinical Analyses.

Academic Press. 1980.

6）Damon, W 著，山本多喜司 訳. 社会性と人格の発達心理学，北大路書房，1990.

7）Feuerstein, M 著, 高橋都, 他 監訳. がんサバイバーシップ学──がんにかかわるすべての人へ，メディカル・サイエンス・インターナショナル，2022.

8）繁多進，社会性の発達心理学，福村出版，1991.

9）日本家族研究・家族療法学会 編. 家族療法テキストブック. 金剛出版. 2013.

◆ 1.3 節　どのようながんを発症するか

1. はじめに

　全人口での部位別がん罹患数では，男性では前立腺がん，女性では乳がんが最も多く，他には大腸がん，胃がん，肺がんが罹患数の多いがん種として知られている．一方で各年代により罹患数の多いがん種は異なり，特に AYA 世代で発症しやすいがん種は他の世代と大きく異なる．また AYA 世代の中でも細分化した各年代や性別によって頻度の多いがん種はそれぞれである．本節では，一般的に AYA 世代と認識される 15 歳から 39 歳までの世代で罹患する割合の高いがん種，およびそれらの概要について述べる．

2. AYA 世代でのがん罹患率

　罹患率というのは「一定期間に新規に罹患した数をその集団の人口およびその期間の長さで割った数値」のことである．がん領域では「人口 10 万人あたり年間に診断される割合」として示されることが一般的である．例えば，人口 10 万人のうち 1 年間で 10 人が A という疾患と診断された場合，A の罹患率は 10 ということになる．参考までに，全がん種の 2019 年の本邦の罹患率は 791.9（人口 10 万対）となっている．AYA 世代での人口 10 万人あたりのがん罹患率は 15-19 歳では 14.2，20-29 歳では 31.1，30-39 歳では 91.1 であり，年齢を重ねるにつれて罹患率も高くなる傾向がある（表 1.3.1）．2009 年から 2011 年にかけての本邦の調査に基づく，AYA 世代で 1 年間のうちに

表 1.3.1.　AYA 世代でのがん罹患率

	罹患率（人口 10 万対）
15-19 歳	14.2
20-29 歳	31.1
30-39 歳	91.1

がん情報サービス. 小児・AYA 世代のがん罹患.
https://ganjoho.jp/reg_stat/statistics/stat/child_aya.
html（2023 年 12 月 23 日アクセス）より作成

表 1.3.2. 年代別 1 年間に診断されるがん種の数

	男性	女性	総数
15-19 歳	407	349	756
20-29 歳	1,589	2,296	3,885
30-39 歳	4,872	10,745	15,617

Katanoda K, Shibata A, Matsuda T, et al. Childhood, adolescent and young adult cancer incidence in Japan in 2009-2011. Jpn J Clin Oncol. 2017; 47: 762-771 より作成

診断されるがん種[*1]の数を表 1.3.2 に示す. 15 歳から 19 歳では男性の方が女性よりもやや罹患数が多いが, 20 歳以降は女性の罹患数が多く, 30 歳から 39 歳では女性の罹患数は男性の約 2 倍となっている. このように AYA 世代の中でも年代や性別により罹患率が異なることが伺える.

3. AYA 世代の死因について

次に AYA 世代の中でがんが原因となって死亡に至る割合について触れる. 令和 4 年の人口動態統計月報年計の概況によると, 死因の内訳でがんが占める割合は 15 歳から 39 歳までの男性では 10% 前後と報告されている. 女性では, がんが死因に占める割合は 15 歳から 24 歳まででは男性と同様に 10% 前後であるが, そこから急激に上昇に転じ, 30 歳から 39 歳では 30% 前後となる[1]. AYA 世代の中でも 30 歳代の女性に関しては, がん罹患率が高いだけでなく, 死因の約 3 分の 1 はがんが原因という状況であり, やはり AYA 世代におけるがん罹患は見過ごせない重要な問題であると考えられる.

4. AYA 世代で発症しやすいがん種

罹患率と同様に, AYA 世代で発症しやすいがん種についても各年代により特徴が異なる (表 1.3.3). 15 歳から 19 歳では, 多い順に白血病, 胚細胞腫瘍・性腺腫瘍, リンパ腫となっており, 血液疾患の割合が高いのが特徴的である. 20 歳から 29 歳では, 胚細胞腫瘍・性腺腫瘍, 甲状腺がん, 白血病, リンパ腫, 子宮頸がんとがん種のばらつきが大きい. 30 歳から 39 歳では,

---

＊1 英語では number of cancers.

表 1.3.3. 各年代での罹患率の高いがん種（全がんに占める割合（%））

	1 位	2 位	3 位	4 位	5 位
15-19 歳	白血病 (24%)	胚細胞腫瘍・性腺腫瘍 (17%)	リンパ腫 (13%)	脳腫瘍 (10%)	骨腫瘍 (9%)
20-29 歳	胚細胞腫瘍・性腺腫瘍 (16%)	甲状腺がん (12%)	白血病 (11%)	リンパ腫 (10%)	子宮頸がん (9%)
30-39 歳	女性乳がん (22%)	子宮頸がん (13%)	胚細胞腫瘍・性腺腫瘍 (8%)	甲状腺がん (8%)	大腸がん (8%)

がん情報サービス. 小児・AYA 世代のがん罹患. https://ganjoho.jp/reg_stat/statistics/stat/child_aya.html （2023 年 12 月 23 日アクセス）より作成

乳がんや子宮頸がんといった女性特有のがん種を発症しやすいのが特徴的である．AYA 世代は小児期に近い年齢から成人期まで含んでおり，このように年代により発症しやすいがん種も様々である．

5. 各　論
つづいて，各がん種について疫学や治療の概要などを述べる．

1）白血病（急性リンパ性白血病）
白血病は 15-19 歳の年代で罹患率が第 1 位のがん種である．成人白血病では急性骨髄性白血病の頻度が最も高いが，小児期あるいは小児期に近い年代では急性リンパ性白血病（acute lymphoblastic leukemia：ALL）の頻度が多いのが特徴である．ALL 全体で見ると約 3 分の 2 の症例が小児期に発症し，高齢者で再度発症頻度が増加する．

ALL は，リンパ球の分化過程で B あるいは T/NK 系統への分化が決定したリンパ系前駆細胞が腫瘍化することで発症し，Philadelphia 染色体陽性 ALL（Ph+ALL）や MLL 関連 ALL など特徴的な染色体異常が認められる場合も多い．症状としては，正常造血の抑制が進行すると貧血に伴うめまいや動悸，正常白血球減少に伴う易感染性，血小板減少による出血傾向などが挙げられる．また全身リンパ節腫大，肝脾腫，骨痛などの症状の他，中枢神経浸潤による神経症状が出現する場合もある．骨髄穿刺・骨髄生検により確定診断を

行い，予後不良因子として年齢（35歳以上），初診時白血球数高値，MLL 再構成，低2倍体（染色体本数44本以下），複雑核型などが挙げられている[2]．

小児 ALL は比較的予後が良いことが知られており，90% 以上の完全寛解，80% 程度の長期生存が得られる．AYA 世代の ALL では小児 ALL プロトコルが成人 ALL プロトコルよりも有意に治療成績が優れていることが報告されており[3]，実際に小児プロトコルを適応することが多い．小児 ALL に対する治療ではビンクリスチン，L-アスパラキナーゼ，ステロイドを中心とした寛解導入療法，大量メトトレキサートを含む強化療法，メトトレキサートと6-メルカプトプリン内服による維持療法が実施される．また中枢神経浸潤予防のために髄注を併用する．高リスク症例では同種造血幹細胞移植を行う例もあるがその適応は縮小傾向である．近年では微小残存病変に基づく治療戦略なども検討されている[4]．

2）胚細胞腫瘍

胚細胞腫瘍は 20-29 歳の年代で罹患率が第1位のがん種である．胚細胞腫瘍は 40 歳未満の罹患が全罹患数の約3分の2を占めており，1歳未満と30歳前後に発症のピークがある．国際比較では日本は比較的罹患率が低いが，欧米，特に北欧で罹患率が高いことが知られている．発症のリスク因子として停留精巣の既往，家族歴，片側精巣がんの既往，精液異常などが挙げられる．

胚細胞腫瘍は性腺または性腺外から発生する胎生期の多分化能を持つ原始生殖細胞から配偶子となるまでに発生する腫瘍である．小児では性腺外（松果体，縦隔，後腹膜，仙骨など）を原発として発症することが多いが，逆に青年期の胚細胞腫瘍はほとんどが性腺原発である．症状については，精巣原発の場合は陰嚢腫大や精巣痛，縦隔原発の場合は呼吸困難や胸痛などの症状を呈することがある．診断には，画像検査だけでなく α-フェトプロテイン（α-fetoprotein：AFP），ヒト絨毛性ゴナドトロピン（human chorionic gonadotropin：hCG），乳酸脱水素酵素（lactate dehydrogenase：LDH）の測定が重要である．組織診断とステージングを行い，状況に応じてサーベイランス，薬物療法，放射線療法，手術などの治療を実施する．

薬物療法では，ブレオマイシン，エトポシド，シスプラチンを組み合わせた BEP 療法や，シスプラチン，イホスファミド，エトポシドを組み合わせた VIP 療法などが選択される．また胚細胞腫瘍の治療では，腫瘍マーカーが治療効果のモニタリングに用いられるという特徴がある．胚細胞腫瘍は長期生存が得られる症例も多く，治療による晩期合併症にも配慮が必要である[2]．

3）乳がん

乳がんは 30-39 歳の年代で罹患率が第 1 位のがん種である．一方で乳がん全体からみると AYA 世代での罹患は全体の約 5％ であり，比較的少ないと言える．日本ではマンモグラフィによる乳がん検診は 40 歳以上が対象となっており，AYA 世代の乳がんは検診異常で発見されるケースよりも，腫瘤の自覚や乳頭からの血性分泌物など自覚症状に基づき発見されるケースが多い．従って，診断時には他の世代の乳がんと比較し病状が進行した状態で発見されることが多い．乳がんは主に，ホルモン受容体陽性 HER2 陰性，HER2 陽性，トリプルネガティブの 3 つのサブタイプがあるが，AYA 世代では比較的予後が悪いトリプルネガティブ乳がんの頻度が高いことが知られている．また，AYA 世代の乳がんでは遺伝性乳がんの可能性を考慮する必要があり，遺伝子検査の結果が手術の術式や薬物療法，放射線治療などの治療方針に影響を与えることがある[5]．

乳がんに対する治療戦略はサブタイプ分類や病期に基づき，早期乳がんでは術前薬物療法，手術，術後薬物療法，そして放射線療法が実施される．転移再発乳がんでは薬物療法が中心となる．化学療法ではアントラサイクリン系薬剤，タキサン系薬剤が中心的な役割を果たす．ホルモン受容体陽性乳がんではホルモン療法，HER2 陽性乳がんでは抗 HER2 療法が実施される．トリプルネガティブ乳がんでは免疫チェックポイント阻害薬が併用されることがある．また，CDK4/6 阻害薬をはじめとした分子標的薬やトラスツズマブデルクステカン（T-DXd）をはじめとした抗体薬物複合体も用いられ，薬物療法の治療選択肢は多岐に渡る．他のがん種と比べると乳がんは比較的予後が良好であることが知られており，患者が QOL を維持しながら社会生活を送れるよう支援していくことが望まれる．

4) 子宮頸がん

子宮頸がんは，30-39 歳の年代で罹患率が第 2 位のがん種である．子宮頸がんの年間の罹患数は約 11,000 人とされ，女性がん罹患全体の約 3% を占める．全体の罹患率がほぼ横ばいであるのに対し，AYA 世代での罹患率が増加しているのが特徴である．

子宮頸がんの発症の 9 割以上にヒトパピローマウイルス（human papilloma virus：HPV）が関与するとされており，基本的には HPV ワクチンの接種により発症予防が可能である．16・18 型に対応する 2 価ワクチン，6・11・16・18 型に対応する 4 価ワクチン，6・11・16・18・31・33・45・52・58 型に対応する 9 価ワクチンがある．日本では 2000 年度以降生まれの女児では HPV ワクチンの接種率が激減しており，2001 年度生まれの女性では 1.6%，2002 年度生まれの女性では 0.4% と報告されている[6]．これは欧米諸国と比較すると著しく低い数値であり，引き続き HPV ワクチンに関する正しい知識が浸透するよう務めていく必要がある．

子宮頸がんの検診については，20 歳以上を対象に 2 年に 1 度の子宮頸部細胞診を実施することが推奨されている．症状は，早期では無症状であることが多いが，進行すると不正性器出血などの症状を伴う．診断は細胞診，コルポスコピー，組織診で実施し，局所進展の評価では MRI による画像検査が推奨される．局所治療では病期によって手術や化学放射線療法が実施される．子宮頸がんにおける薬物療法で中心的な役割を果たすのはプラチナ製剤である．局所治療として化学放射線療法でシスプラチンが用いられるほか，転移再発状態でもパクリタキセルなどとの併用でシスプラチンやカルボプラチンが使用される．また血管新生阻害薬が併用されることもある[2]．子宮頸がんは予防できるがん種としての側面があり，HPV ワクチンの普及が引き続き重要な課題であると言える．

6. おわりに

本節では AYA 世代で発症しやすいがん種，またそれらの概要について述べてきた．AYA 世代の中でも年代や性別により罹患数の多いがん種に特徴はあるが，医療者として大切な心構えは，年齢に限らず一人ひとりの患者さんと

個別に向き合っていくことである．AYA 世代のがん種の特徴や課題を認識すると同時に，患者の臨床的背景や社会的背景に合わせて必要な支援を個別に検討することが望まれる．

参考文献
1）厚生労働省．令和 4 年（2022）人口動態統計月報年計（概数）の概況．https://www.mhlw.go.jp/toukei/saikin/hw/jinkou/geppo/nengai22/index.html（2023 年 12 月 23 日アクセス）．
2）日本臨床腫瘍学会 編．新臨床腫瘍学—がん薬物療法専門医のために—改訂第 6 版．南江堂，2021．
3）Stock W, La M, Sanford B, et al. What determines the outcomes for adolescents and young adults with acute lymphoblastic leukemia treated on cooperative group protocols? A comparison of Children's Cancer Group and Cancer and Leukemia Group B studies. Blood. 2008; 112: 1646-1645.
4）Boissel N. New developments in ALL in AYA. Hematology Am Soc Hematol Educ Program. 2022; 2022: 190-196.
5）日本乳癌学会 編．患者さんのための乳がん診療ガイドライン 2023 年版．金原出版．2023．
6）Nakagawa S, Ueda Y, Yagi A, et al. Corrected human papillomavirus vaccination rates for each birth fiscal year in Japan. Cancer Sci. 2020; 111: 2156-2162.

◆ 1.4節 妊 孕 性

1. はじめに

　AYA世代は，進学，就職，恋愛，結婚，妊娠・出産と様々なライフイベントが密接にかかわる年代であるため，がん治療が患者に与える身体・心理・社会的影響は大きい．その1つに，がん治療による妊孕性（妊娠する力）の低下・消失がある．妊孕性に関する情報提供は，患者のライフプラン，QOLに大きな影響を与える重要な問題となっている．

　妊孕性温存とは，精子，未受精卵子，受精卵，卵巣組織を凍結して保存することである．がん治療後に挙児希望があり生命予後が認められる場合，凍結した検体（温存した配偶子）を使用して妊娠を試みることを妊孕性温存後生殖補助医療という．がん患者の妊娠の可能性を温存し，がん治療後に妊娠を補助する一連の医療が，がん・生殖医療である．

　AYA世代のがん患者は，まだ結婚や将来子供を持ちたいかを考えていない年齢も含まれる．がん治療開始前に妊孕性温存について考えなければいけない状況は，心理的負担が大きいことが知られている．

　2022年『がん診療連携拠点病院等の整備に関する指針』[1]において，妊孕性温存の「対象となりうる患者や家族には，必ず治療開始前に情報提供すること，患者の希望を確認するとともに，がん治療を行う診療科が中心となって，院内または地域の生殖医療に関する診療科とともに，妊孕性温存療法及びがん治療後の生殖補助医療に関する情報提供及び意思決定支援を行う体制を整備すること」が求められている．2023年第4期がん対策推進基本計画でも，妊孕性温存療法の医療提供体制が明記されている．これらのことから，妊孕性温存療法は，がん治療と同時に説明しなければいけない医療となっている．

2. がん治療による妊孕性への影響

　がん治療のための手術，薬物療法（化学療法・内分泌療法），放射線療法が，妊孕性低下・消失を引き起こす場合がある．

1.4節 妊 孕 性

1) 男 性

妊娠のためには，精巣で作られる精子が必要となる．前立腺を含む生殖器の摘出や手術に伴う神経損傷により，射精障害や勃起障害を起こし，不妊となる場合がある．化学療法の薬物や投与量によって精子形成障害が起き，精子数の減少や無精子症の状態が続くことがある．特にアルキル化剤は精巣毒性が強く，治療後の無精子症のリスクが高いことがわかっている．精子形成機能が回復する期間や回復の程度は，がん治療後に残っている精子のもととなる細胞の数に依存するといわれており，精子形成の回復は個人差が大きい．精巣毒性が中間リスクの治療でも，無精子症を来す可能性もある．放射線療法でも精子形成が障害され，照射部位，照射量によって永続的な無精子症となることがある．精子がいない場合，自身の精子を用いての妊娠は不可能となる．

2) 女 性

妊娠・出産するためには，卵巣の中にある卵子と子宮が必要である．卵子は胎児期に卵巣で産生され蓄えられる．胎生期に最も多く，出生後は減少していく．女性の生殖可能年齢には，個人差がある．

化学療法の薬物の種類によっては卵巣毒性があり，卵子の数を減少させ早発卵巣不全を引き起こし不妊になる可能性がある．卵子は加齢によって減少するので，がん治療を受けた年齢や卵巣毒性のある薬物の投与量が高いほど，妊孕性が低下し消失する可能性がある．卵巣や卵巣周囲組織への放射線療法も，患者の年齢や照射量によって卵巣機能不全を引き起す．

子宮頸がん，子宮体がん，卵巣がんの手術で，子宮や卵巣の摘出が行われることがある．子宮を摘出すると妊娠することができず，日本では代理出産は認められていない．

がん治療による妊孕性への影響については，『小児，思春期・若年がん患者の妊孕性温存に関する診療ガイドライン』[7]を参照されたい．

3. 妊孕性温存療法について

妊孕性温存療法の大原則は，がん治療が優先であり，がん治療に影響を与

えない範囲で行う必要がある．患者の病状，がん治療計画，使用する薬剤の種類・投与量，患者の年齢，性別，パートナーの有無，経済状況，患者・家族の意向など合わせて，総合的に考える必要がある（表 1.4.1）．

1）男　性

男性の妊孕性温存療法は，がん治療開始前に精子を採取して凍結する精子凍結である．射精ができる場合は，マスターベーションによって精液を採取する．射精ができる年齢は 11 歳以上と考えられているが，実際に採取できるかは個人差がある．

表 1.4.1　妊孕性温存方法

	精子凍結	精巣内精子採取術
対象年齢	精通後〜43 歳未満[*1]	精通後〜43 歳未満[*1]
温存に必要な期間	1〜数日	1〜2 週間
採取方法	マスターベーションによる射精	麻酔下精巣切開による精細管の採取
特徴	・射精可能な場合，短期間で温存可能	・射精ができない場合，無精子症の場合に適応となる
問題点	・マスターベーション未経験の場合[*2] ・乏精子症の場合，複数回の採取が必要	・実施施設が限られる ・施行しても精子が得られない場合がある
妊孕性温存療法の助成金（2 回）[*3]	2.5 万円	35 万円

	未受精卵凍結	受精卵凍結	卵巣組織凍結
対象年齢	初経後〜43 歳未満[*1]	初経後〜43 歳未満[*1]	0 歳〜40 歳[*4]
温存に必要な期間	2〜8 週間	2〜8 週間	1〜2 週間
採取方法	経腟超音波下による採取	経腟超音波下による採取	腹腔鏡下による片側卵巣採取
特徴	・女性個人の意思により実施が可能	・実施には，パートナーの同意と協力が必要	・初経前でも温存可能 ・がん治療開始までの猶予期間がない場合，短期間で温存可能
問題点	・エストロゲン依存性腫瘍の場合の卵巣刺激の悪影響 ・卵子 1 個当たりの妊娠率は低く，できるだけ多くの凍結が望ましい	・エストロゲン依存性腫瘍の場合の卵巣刺激の悪影響 ・パートナーが使用を反対した場合，離婚，死別した場合は使用できない	・実施施設が限られる ・研究段階の方法 ・摘出と移植のため 2 回の手術を受ける ・移植組織にがん細胞があった場合の再移入の問題
妊孕性温存療法の助成金（2 回）[*3]	20 万円	35 万円	40 万円（摘出と移植時）

＊1：助成金の対象年齢が男女ともに 43 歳未満となっている．43 歳を超えての温存も可能であるが，生殖可能年齢を考慮する．
＊2：マスターベーションの経験がない男児に対しては，男性の医療者がやり方を指導するか，日本がん・生殖医療学会のホームページより，患者さん・一般の方へ「関連動画」の中の「マスターベーション未経験の男児に対する，マスターベーションの説明動画」を参照されたい．
＊3：温存後生殖補助医療の助成金については，患者の住民票のある都道府県の「小児・AYA 世代のがん患者などの妊孕性温存療法研究促進事業実施要綱」を参照されたい．
＊4：助成金の対象年齢は 43 歳までとなっているが，卵巣機能は加齢により低下していくので実施施設により対象年齢に違いがある．

射精ができない場合や射出した精液に精子がいない場合は，精巣内精子採取術（testicular sperm extraction：TESE）となる．精巣を切開して精細管を採取し，顕微鏡を使って精子を探索して採取する方法である．がん患者の TESE は緊急で行うことが多く，手術枠やマンパワーが確保できる施設でなければ実施が難しい現状がある．TESE を行ったとしても，精子が採取できない場合もある．

精通前の男児に関しては，研究段階の方法で精巣組織凍結保存があるが，ヒトに応用される技術に至っていない．現段階では，精通前の男児の妊孕性温存方法はない．

精子凍結をした場合は，年に 1 回凍結更新手続きが必要となる．がん治療後に精子形成機能が回復したかは，精液検査で確認することができる．挙児希望があった場合は，凍結精子を用いてパートナーと体外受精・胚移植で妊娠を試みる．

2）女　性

女性の妊孕性温存方法には，未受精卵凍結，受精卵凍結，卵巣組織凍結がある．これらはがん治療の開始前に行わなくてはならず（がん種や進行状況により早急にがん治療を開始する場合は，がん治療開始後になることもある），未受精卵・受精卵凍結には 2 〜 3 週間の期間が必要となる．そのため，がんと診断された早期から妊孕性に関する情報提供を行い生殖医療と連携して，患者が妊孕性温存を希望するか意思決定を支援する必要がある．

未受精卵・受精卵凍結は，体外受精の技術を用いる．通常の月経周期では，だいたい 2 週間かけて 1 個の卵子が育つが，1 個の卵子では将来の妊娠の可能性を担保できない．妊孕性温存療法では，限られた時間内で複数の卵子を獲得するため，いくつかの方法がある．1 つは，月経周期に関係なく卵巣刺激をして卵子を育てるランダムスタート法．2 つ目は，1 回の月経周期に 2 回の採卵（卵子を採取する方法）を行う Duostim 法．その他にも，未熟卵を採取して体外で成熟培養を行う Onco-IVM[3] がある．どの方法で温存を行うかは，患者の卵巣機能の状態やがん治療開始までの猶予期間などによるため，妊孕性温存療法実施医療機関で診察を行い相談となる．

複数の卵子を採取するため調節卵巣刺激を行うと，卵子の発育に伴い女性ホルモンのエストロゲン値が上昇する．エストロゲン依存性腫瘍の場合，卵巣刺激に伴うエストロゲン値の一過性の上昇が，がんに悪影響を及ぼすことが懸念されている．それに対して，エストロゲン値の上昇を抑えながら卵巣刺激をする方法（アロマターゼ阻害薬併用療法）があり，十分なインフォームドコンセントが必要となる．卵子が育つと経腟超音波下による卵子の採取（採卵）を行う．未受精卵凍結の場合は，成熟卵が確認できれば，その日の内に凍結する．受精卵凍結は，体外に取り出した卵子と精子を受精させ，3～5日培養して正常に細胞分裂している受精卵を凍結する．婚姻しているか，パートナーと事実婚関係にある場合に行うことができる．採取された卵子がすべて凍結できるとは限らないため，妊孕性温存の希望が強い患者は，数回の採卵を行うことがある．

　受精卵1個の妊娠率は，採卵した年齢も関係して個体差が大きい．受精卵はパートナーとの共有物となり，双方が挙児を希望していないと使用できない．そのため，パートナーとの関係性やライフプランに応じて温存方法を選択する必要がある．未受精卵凍結は患者本人の意思によって凍結が可能だが，凍結未受精卵1個の妊娠率は，受精卵より低く，生殖医療機関の技術力などによっても差が生じる．どちらにしても，妊娠率は女性の年齢や卵巣・子宮の状態などに影響され，高齢になるほど妊娠率，生児獲得率は低下する．

　卵子を採取するためには排卵誘発が必要であるため，初経後の女性にしか行うことができない．初経以前の女児の妊孕性温存療法は，卵巣組織凍結となる．卵巣組織凍結は，腹腔鏡下手術により卵巣の片方を摘出し，卵巣の表皮を切片にして凍結する．卵巣には卵子の元となる原始卵胞がたくさんあるため，一度にたくさんの原始卵胞を保存できるというメリットがある．しかし，卵巣組織に微小ながんの転移があった場合，がん治療後元気になった身体に融解した卵巣組織を移植することになり，癌を再移入する可能性が懸念されている．卵巣組織凍結・移植により世界で約130例の出産が報告されている[4]が，いまだ研究段階の方法であるため，日本では臨床研究として限られた施設で行われている．卵巣組織凍結にかかる費用は80～100万円と高額であり，それに毎年の凍結更新料として5万以上（施設により凍結更新料は

異なる）が必要になる．小児がん患者の妊孕性温存は 10 年以上の長期保存に
なるため，この様な高額な費用負担が妊孕性温存の意思決定に影響を及ぼす
ことがある．

　妊孕性温存した場合は，年に 1 回凍結更新手続きが必要となる．挙児希望
があり，がん治療医から妊娠の許可が得られたら，凍結している検体を融解
して温存後生殖補助医療で妊娠を試みる．残念ながら妊孕性温存したからと
いって必ず妊娠できるわけではなく，がん・生殖医療は将来の妊娠を保障す
るものではない．

4. 妊孕性温存の経済的支援について

　妊孕性温存療法は自費診療であるため，患者の経済的負担が大きい医療で
ある．そのため，2021 年 4 月から小児・AYA 世代のがん患者などの妊孕性温
存療法研究促進事業として経済的支援が始まった[5]．県の指定医療機関で妊
孕性温存療法を受けた 43 歳未満の患者であれば，2 回まで助成される．助成
金の申請には，日本がん・生殖医療登録システム（JOFR Ⅱ）と患者アプリ
（FS リンク）の登録が必要となっている．これらの登録システムは，年 1 回
以上患者のフォローアップを行い，患者情報を長期間にわたって確認し，が
ん・生殖医療の安全性と有効性を検証する研究促進事業となっている．

　温存した検体を用いた生殖補助医療（温存後生殖補助医療）は，治療初日
における妻の年齢が原則 43 歳未満で，生命予後に与える影響が許容されると
認められる場合，妻の治療開始年齢と，実施した生殖補助医療の内容によっ
て助成される．都道府県によっては国の助成に上乗せした独自の助成がある．
詳しくは患者の住民票がある都道府県のホームページで「妊孕性温存療法研
究促進事業」を検索して確認されたい．

5. 意思決定支援

　前述の通り，妊孕性温存は多くの場合がん治療開始前に試みる必要がある．
妊孕性温存に関する医療情報は専門性が高く，情報量も多い．がんと診断さ
れ，死を意識せざるを得ない時期に，妊孕性温存に関する難解な説明を理解
し，子どもを持つ将来について考えなければならず，患者の心理的負担は非

常に大きい．がん治療医と妊孕性喪失の可能性や妊孕性温存の話し合いをしたことを覚えていなかった患者は一定数おり，患者の記憶想起のバイアスを除いた研究でも 48 ％が思い出せなかったという報告もある[6]．理解や記憶が難しいという前提で，一度の情報提供のみで終わらず，医療情報を補完していくことが必須である．

　また未成年の患者であっても保護者だけでなく，患者本人にも理解度に応じた丁寧な説明をする必要がある．その後のサバイバーシップにおいて患者本人が自分の体を大切にするという意識にもつながる大切なプロセスである．思春期で恥じらいの強い時期には，別室で個別に説明するなど環境設定の配慮も行いたい．また患者本人と保護者との意見が異なる場合もある．医療者はどちらかの味方をするのではなく，双方の気持ちの背景をアセスメントし，患者本人と保護者との関係をつなぐ役割を心がけることで意見の折り合いがつくことが多く，働きかけ方に留意が必要である．

　また，患者の精神状態も意思決定に影響する．妊孕性温存に限らないが，医療情報の提供には何を伝えるか（医療情報の伝達），どう伝えるか（医療者－患者間コミュニケーション）の両面が求められる．妊孕性の低下や喪失は悪い知らせであり，SHARE などコミュニケーションスキルを意識した説明が有用である[7]．告知後の動揺は自然なことであり，ショックや不安を緩和するような関わりやレジリエンス（精神的回復力）を高める支援も求められる[8]．混乱や適応度合いによっては精神科医や心理職[*1]などの専門職とチームを組んで支援することが望ましい．

　患者の気持ちは揺れるものであるが，ガイドライン上，妊孕性温存のためにがん治療を遅らせることは推奨されない．妊孕性温存はがん治療と生殖医療の連携が必須であり，がん治療上の不利益が生じないようタイムラインを意識した意思決定支援 が必要である．

　AYA 世代の妊孕性温存の意思決定は，病状，がん治療内容，患者の年齢，心身の発達段階，パートナーの有無と関係性など複合的に考えなくてはならない．病状やがん治療計画上，妊孕性温存療法を行う時間があるか，第 2 次性徴を経て生殖機能が整っているか，経済的に可能か，妊孕性喪失のリスク

＊1　本書での「心理職」とは，公認心理師・臨床心理士などの心理職を総称している．

や妊孕性温存のベネフィットを整理していき，家族やパートナーとの話し合いが必要になる．受精卵凍結はパートナーの協力が必要であるが，パートナーと別れた場合は使用できなくなるため，関係の親密さや安定性を慎重に考えなければならない．

患者がより良い意思決定をするためには，データに基づいたエビデンス情報と，患者自身の価値観や意思，家族・パートナーの意向などのナラティブ情報を加え，医療の不確実性も含めて考えていくことになる[9]．必要な医療情報が十分に説明されても，患者がすんなり答えを出せるわけではない．患者の生活歴，思い描いていた未来，がんになってからの生活や価値観の変化，大切な人との関係性など，患者それぞれの物語があるからである．患者の身体，生命，生活，人生を見渡し，医療と患者のナラティブな語りをつなぎ意思決定に寄り添う必要がある[10]．その役割は医師，看護師，心理職，薬剤師など多職種が協働で並行して行うことになる．このような複雑な意思決定を支援するために，日本がん・生殖医療学会認定ナビゲーターや，日本生殖心理学会のがん・生殖医療専門心理士など人材育成が行われている．

6．将来子どもを持つことへの支援

妊孕性温存後のがんサバイバーは，温存後生殖補助医療によって妊娠を試みる．この時期にも支援が必要である．

パートナーのいるがんサバイバーにとって，検体を用いた生殖補助医療のタイミングに悩む場合がある．例えば乳がんに罹患し，ホルモン療法中に年齢的な理由で妊娠を希望する場合に，挙児希望とホルモン療法中断の再発リスクをどのように判断するかは困難な意思決定である．患者・家族の希望とその背景を確認し，医療情報を正確に伝え，共に考えていく姿勢が求められる．なお，「妊娠を希望するホルモン療法感受性乳癌の若年女性における妊娠転帰及びホルモン療法中断の安全性を評価する試験（POSITIVE 試験）」が行われるなど，今後がん・生殖医療の新たなエビデンスの集約が見込まれる．最新の情報に留意し，情報不足から患者の不利益が生じないよう心がける必要がある．

また再発や予後不良と見通される身体状況で，温存後生殖補助医療を希望

される場合もある．倫理的問題を含む判断であり，医療者による丁寧な対話とともに，必要時には多職種カンファレンスや倫理委員会などの組織的対応を検討する必要がある．

　またがん罹患後，パートナーとの関係性が不良となることもある．家族は「第2の患者」と称されるように，パートナーも混乱や不安を抱えがちである．患者への気遣いのあまり，心配や不満を表出できず，オープンなコミュニケーションが行えなくなることも生じる．パートナーが抱え込むよりも，建設的に話し合う方が患者のメンタルヘルスや関係への満足度が高いといわれており[11]，オープンなコミュニケーションを促進する関わりが望ましい．

　パートナーがいない中，妊孕性温存を行った場合には，新たなパートナーにがん罹患歴を伝え，関係を構築し，相手の配偶子を採取して温存後生殖医療を行う必要がある．がん罹患は自己イメージに負の変容を及ぼしやすく，また社会からの疎外感を抱く患者も多い．また親密になりたい相手にがん罹患,特に性的な話題について話すことが怖いという報告もあり[12]，新たなパートナーとの関係構築は容易ではない．負の自己イメージや社会からの疎外感などの認知的変容から，自分が他者と親密で安定した関係を築けるか不安を抱くサバイバーも多い．自己イメージの再構築を行う，コミュニケーションの方法をともに考えるなどの，心理職による関わりが有効な場合もあり，必要時の紹介を検討されたい．

7. 妊孕性喪失についての支援

　がんの状態など様々な理由により，妊孕性温存が叶わない場合もある．また妊孕性温存ができたとしても，温存後生殖補助医療を行っても挙児に至らないことも生じる．また身体面，経済面などの様々な負担を引き受けて妊孕性温存を行っているため，妊孕性温存が叶わなかった，または温存後生殖補助医療を行っても挙児に恵まれなかったというつらさの大きさは想像に難くない．

　妊孕性の喪失,出産に至れないことは「非公認の悲嘆[13]」の1つと言える．非公認の悲嘆とは周囲から気付かれにくく，社会的に認められにくい喪失であり，ケアの対象とされにくい．また妊孕性喪失，挙児を得られなかったこ

とによる喪失はそれ自体の喪失のみならず，幸せな将来像，自分が普通でなくなってしまった感じなど，現在だけでなく，患者の将来にまでわたり，幅広い喪失につながることがある．支援者は喪失であることを意識し，患者のつらさを軽んじることなく，心理支援を行っていくことが必要である．

挙児に恵まれない場合，里親・特別養子縁組により社会的親となる選択肢もある．米国の Oncofertility Consortium が作成した意思決定のための樹形図（decision trees）では，妊孕性温存を選択するかの問いに No を選択した場合に Adoption（特別養子縁組）が選択肢の 1 つとして提示される[14]．日本では米国ほど一般的な選択肢となっていないが，杉本らの調査[15]において里親・養親の縁組前にがん治療を行っていたカップルは 5.9 ％と報告されており，一定数行われている．本邦においても要保護児童の家庭養護を推進する法律が可決されており，今後さらに制度的，文化的に発展していくであろう．ただ，里親・養子縁組制度の情報提供は，患者が今取り組んでいる生殖医療を諦めることを促されているように受け止められる懸念があり，タイミングが難しい．杉本らは同論文の中でポスターやパンフレットによる情報提供を検討している．患者の心情に配慮しながら，選択肢の 1 つとしてという提示が好ましいと考えられる．

また，非配偶者間生殖補助医療も挙児の選択肢として挙げられる．非配偶者間生殖医療は第三者から精子や卵子の提供を受けて挙児を試みる生殖医療である．患者・家族の挙児への願いと同時に，生まれてくる児の出自を知る権利を含めた児の福祉といった，倫理的課題の多い医療である．日本では法整備が遅れており，日本生殖医学会倫理委員会では 2020 年に「提供配偶子を用いる生殖医療についての提言」の改訂を行い，また日本生殖補助医療標準化機関（Japanese Institution for Standardizing Assisted Reproduvtive Technology; JISART）でもガイドラインの改定が行われるなど，社会の側から議論が進んでいる現状がある．今後，法整備，ガイドラインの変更が想定される領域であり，最新情報を確認し，繊細に倫理的問題を捉えていく必要がある．

8. おわりに

がん・生殖医療における支援は妊孕性温存時にのみ行うのではない．温存

後の挙児を試みる時期，温存できなかった場合のライフプランなど，様々な場面で患者は意思決定が必要となり，その時々に心理支援を要する．命と関わらない意思決定は医療者の中で軽視されがちであるが，がん治療方法などと同様に患者にとっては人生の大事な選択であることは変わりがなく，ニーズに応じた支援の展開，および支援ができる体制の構築を目指していく必要がある．

またがん・生殖医療自体，それに伴う助成金，里親・特別養子縁組などの社会的制度の変容も著しい．全情報を1人の医療者が把握することは難しく，がん・生殖医療に詳しい医療従事者と多職種連携を行うことで，正確な情報が得られ，きめ細やかな支援の土台となるだろう．

参考文献

1) 厚生労働省健康局長．がん診療連携拠点病院等の整備に関する指針．https://www.mhlw.go.jp/content/000972176.pdf（2023年10月26日アクセス）．

2) 一般社団法人 日本がん治療学会 編．小児，思春期・若年がん患者の妊孕性温存に関する診療ガイドライン 2024年改訂版．金原出版，2024 出版予定．

3) 福田愛作，Onco-IVM，柴原浩章，鈴木直 編．生殖医療フロントライン MOOK ③がん・生殖医療—がんサバイバーシップ向上を志向して．中外医学社，2023; 115-120.

4) Donnez J, Dolmans MM. Fertility Preservation in Women. N Engl J Med. 2017; 377: 1657-1665.

5) 厚生労働省．小児・AYA世代のがん患者等の妊孕性温存療法研究促進事業実施要綱．https://www.mhlw.go.jp/content/001241845.pdf（2024年11月27日アクセス）．

6) Banerjee R, Tsiapali E. Occurrence and recall rates of fertility discussions with young breast cancer patients. Supportive care in cancer : official journal of the Multinational Association of Supportive Care in Cancer. 2016; 24(1): 163-71.

7) 内富庸介，藤森麻衣子 編．がん医療におけるコミュニケーションスキル 悪い知らせをどう伝えるか．医学書院，2007.

8) 奈良和子，小泉智恵，吉田沙蘭，他．妊孕性温存における心理支援と心理職の役割1．日本がん・生殖医療学会誌 2018; 1: 57-60.

9) 奈良和子，小泉智恵，吉田沙蘭，他．妊孕性温存における心理支援と心理職の役割．日本がん・生殖医療学会誌 2019; 2: 7-11.

10) 奈良和子．妊孕性温存とチーム医療 D 心理士の役割．芝原浩章 編著．妊孕性温存のすべて．中外医学社，2021; 212: 217.

11) 髙橋恵子．がん患者とその配偶者の相互作用に関する研究動向と今後の課題．東北大学大学院教育学研究科研究年俸．2012; 61: 167-178.

12) Swenson, MM. Quality of living among ovarian germ cell cancer survivors: A narrative analysis. 2003; 30: E48-E54.

13) Doka, KJ, ed. Disenfranchised grief: Recognizing hidden sorrow. Lexington. Lexington books, 1989.

14) Gardino, SL, Jeruss JS, and Woodruff TK. Using decision trees to enhance interdisciplinary team work: the case of oncofertility. Journal of assisted reproduction and genetics 2010; 27: 227-231.

15) 杉本公平，他．里親制度・特別養子縁組制度に関する情報提供の現状：埼玉県里親会でのアンケート調査．日本生殖心理学会誌 2020; 6: 38-43.

1.5 節　晩期合併症のリスクと長期フォローアップの必要性

1. はじめに

　15 歳未満で発症する小児がんと 15 〜 39 歳の間に発症する AYA 世代がんが全年齢発症のがんに占める割合はそれぞれ 0.2 ％と 2.1 ％と非常にまれである[1]．また，小児がんは白血病・脳腫瘍・肉腫など病理組織学的にも成人と異なる性質を有し，AYA 世代においては小児がんの特徴を持つ白血病，肉腫に加え，卵巣がん，乳がんなど女性が罹患するがんや一部大腸がんなど成人癌の性質を有する病理組織が混在しているため，医師にとって経験する機会が少なく専門家が育成されにくい現状が認められる．

　このような背景の中でも，近年の集学的治療の進歩により治療成績が向上し，サバイバーは年々増加しており，成人に達した小児がん経験者は国内で約 10 万人を超していると推計される[2]．国立がん研究センターによる全国調査により小児・AYA 世代がんの 5 年生存率が 70 〜 90 ％であり，成人がんより高い生存率であったことは記憶に新しい[3]．一方で小児・AYA 世代がんは原疾患と治療に伴う身体的・心理的合併症を複数かつ長期にわたり抱えるため，長期かつ多面的に身体・心理・社会的なサポートが必要である．多面的サポート実現のためには，医師・看護師に加え心理職，ソーシャルワーカー，薬剤師，理学・作業療法士などにより構成されるチーム医療を展開することが鍵となる．

　小児期と AYA 世代期においては，図 1.5.1 に示すような様々な相違点があり疾患や年齢に応じて適切な支援を行うことが重要である．どの年代においても，患者の経済的自立と自己健康管理の確立が最終目標となるため，医療的な支援と社会的な支援を職種に応じて提供する姿勢が求められる．

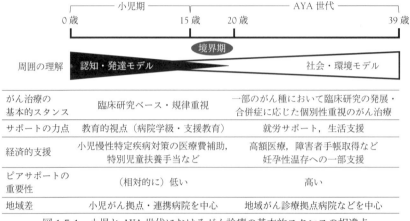

図 1.5.1 小児と AYA 世代におけるがん診療の基本的スタンスの相違点

2. AYA 世代を迎えた小児がんサバイバーにおける特徴

1950 年代より小児がんに対して取り組まれてきた多剤併用化学療法により治療成績が飛躍的に向上した一方で,海外においては 2000 年代初頭より大規模データをもとに小児がんを克服したサバイバーにおいて,いわゆる晩期合併症が問題として取り上げられるようになった[4].2006 年にイタリアのエリチェで行われた小児がん治療のエキスパート会議において,「小児がんになった子供が病気から立ち直り,十分に機能を回復し望ましい QOL のもと,自律した一人の成人として,同年代の人々と同じように社会に受け入れられるようになること」が小児がんにおけるケアの目標として宣言され,長期フォローアップの重要性が強調された[5].

海外の動きを受け,国内では 2010 年代より大規模な調査による現状が明らかにされ,小児がんサバイバーの 66 %に身体的,53 %に心理的,43 %に社会的な合併症を認め,24 %に日常生活における困難を抱えていることが明らかにされた[6]. 合併症の具体的内容としては図 1.5.2 のように成長障害,内分泌障害,筋骨格系症状や生殖機能障害(妊孕性)をはじめとした生命の質(quality of life)に関わる問題や心機能障害,呼吸器疾患,二次性腫瘍など直接生命に関わる問題,さらに抑うつ,不安やつらい闘病体験に伴う外傷後ストレス(posttraumatic stress)などの心理的な問題など多岐にわたっていた[7-9].

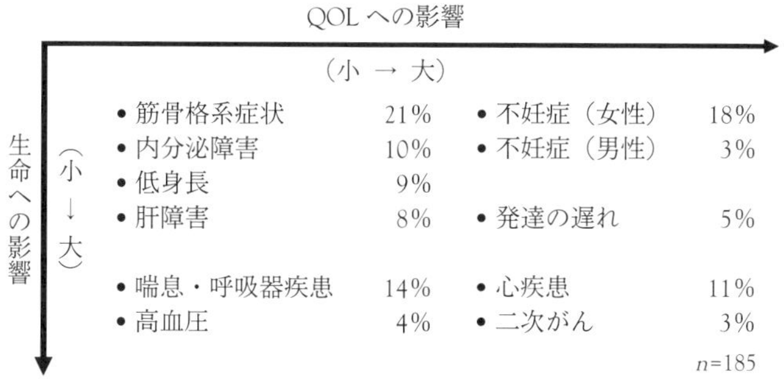

QOL への影響

（小 → 大）

● 筋骨格系症状	21%	● 不妊症（女性）	18%
● 内分泌障害	10%	● 不妊症（男性）	3%
● 低身長	9%		
● 肝障害	8%	● 発達の遅れ	5%
● 喘息・呼吸器疾患	14%	● 心疾患	11%
● 高血圧	4%	● 二次がん	3%

生命への影響（小 → 大）

n=185

図 1.5.2　我が国の小児がん経験者の晩期合併症調査結果
出典：石田也寸志，大園秀一，本田美里，他．小児がん経験者の晩期合併症
およびQOLの実態に関する横断的調査研究（第2報）．日児誌 2010;
114: 676-68
Ozono S, Ishida Y, Honda M, et al. General health status and late effects
among adolescent and young adult survivors of childhood cancer in Japan.
Jap J Clin Oncol 2014; 44: 932-940.

2021 年には国内で小児がんサバイバー家族 1,221 名への大規模調査が行われ，晩期合併症に関連する項目として，医師から治療による生殖機能への影響について説明を受けた家族は 53.8 ％であり，実際に妊孕性温存のための処置を行ったのは 7.2 ％という結果であった．回答していない対象者の存在も加味すると実際は妊孕性温存の処置を行っている小児がん患者はより低いと推測された．また，同じ調査において「長期フォローアップについて知っている」と回答した家族は 53.8 ％であり，必要性の認識が家族に十分に浸透していない現状も明らかとなった[10]．

　晩期合併症は加齢に伴い高血圧，高脂血症など生活習慣病を背景とした特徴も加わってくるため，年齢が上がるにつれどこまでが過去のがん治療による合併症で，どこからが加齢に伴う影響なのか境界線があいまいなケースが多く認められる[11]．従って，成人期以降は後述のように各個人の年齢や症状に応じて適切な診療科で医療を行う「成人移行期医療」の重要性が高まってくる（例：造血細胞移植後の脂質代謝異常症を内分泌代謝内科において診療するなど）．例えば，ホジキンリンパ腫は治療成績が飛躍的に向上した疾患であるが，過去に胸部に放射線照射を行う治療が多数行われていたため，加齢に伴い心血管系の合併症が増加することが判明している．一方で脳腫瘍は中

枢神経に手術や放射線照射など直接治療を行う影響もあり，神経・認知面での合併症の割合が若年から2～3割と高率に認められるものの加齢の影響は少ないことが特徴である[12, 13]．このように原疾患と行った治療内容，さらに発症年齢や加齢の影響も加わるため，小児がんサバイバーの晩期合併症は個々の状況に応じて，適切な医療環境で健康管理を行っていく必要がある．成人期以降も小児科が中心的な役割を負っている地域が多い中で，「長期フォローアップ外来」や「移行期医療センター」などマネージメント的な役割を有する施設も近年は認められる．

3. AYA世代でがんを発症したサバイバーにおける晩期合併症の特徴

AYA世代がんは2000年代初頭に5年生存率の改善が最も低いという指摘を受けたものの，近年の集学的治療に加え，分子標的薬，免疫・細胞療法など先進医療の恩恵も受け生存率は改善している．2018年に策定された第3期がん対策推進基本計画に小児・AYA世代のがんにおけるがん医療の充実が盛り込まれ，研究や人材育成，がん教育や普及啓発活動への追い風となっている[14]．

AYA世代がんサバイバーにおける晩期合併症は，米国の症例対照研究により脂質代謝異常がオッズ比1.3倍，無菌性骨壊死が8.3倍と有意に高かったことが明らかとなった．さらに心筋症，脳血管疾患，早発閉経，慢性肝炎，腎不全が対照群の2～3倍のリスクになることが明らかとなった．また，ポアソン回帰モデルによる多変量解析では化学・放射線療法の内容により心筋症，聴覚障害，脳血管疾患，甲状腺疾患や糖尿病のリスクが上昇することが明らかとなった[15]．合併症の内容に関しては，小児がんサバイバーと類似する点が多い一方で，AYA世代の最大の特徴は就学，就職，結婚，育児などのライフイベントと同時並行で疾患やがん治療，晩期合併症に向き合わなくてはならず，小児がんサバイバーと異なる側面で困難を感じる点も多い．また，18歳以上のAYA世代では小児慢性特定疾病対策による医療費助成制度の対象外である上に，がん罹患のために職を失うリスクとも隣り合わせであるため，経済的問題は常に付きまとう．このため，AYA世代がんサバイバーには身体的・心理的に加えた経済的にも大きな負担が相乗的にかかっている状況

である[16].

　国立がん研究センターは AYA 世代がん支援に関連しがん診療拠点病院に拠点病院の指定要件各項目に対する質問と，実態を評価すべき項目についてアンケート調査を行った．その結果，多くの施設が AYA 世代がんへの支援をしていると回答した一方で，約半数の施設で充足困難，また一部の拠点病院だけで行うのが良いと回答していた．また，ほとんどの施設が「がん相談支援センター」で支援が行われていたものの，「AYA 世代支援専用窓口」が設置されていた施設は都道府県拠点病院であっても 6.4 ％と少数であった．さらに，AYA 世代の患者を把握する仕組みがあるのは，小児施設では他の施設群に比べて高いものの 36 ％に留まった[17].従って AYA 世代の支援は患者数の多い都道府県拠点や小児施設で体制を充実させ，それらの施設と地域拠点や地域がん診療病院が連携することで確実に行きわたらせることが重要であると考察している．さらに AYA 世代に理解のある相談員を育成しがん相談支援センターに配置することが地域連携活性化に必要であり，今後小児・AYA 世代のがんの長期フォローアップに関する研修会（lifetime care and support of child, adolescent and young adult cancer survivors：LCAS）をはじめとした人材育成プログラムなどの充実が重要であると考えられる[18].

4. 成人移行期医療

　小児がんサバイバーが成人後に直面する多くの問題は小児期を起源としているものの，小児医療者だけでは対処困難な生活習慣や成人期のがん，就労や社会的などが問題の中心である．これらの成人期の問題を成人科に適切に移行していく医療を「成人移行期医療」と呼び，「小児期に発症し慢性期にある血液・腫瘍疾患患者が小児を中心とした医療から成人期医療へ切り替えていく過程」であり計画性が最も重要とされている[19].患者にとって移行の目的は「自立」であり，必要な支援を自ら適切に求め社会に参加する一員として生活することである．医療者は発病から長期フォローアップに至る過程において多職種で連携して本人と家族が成人期の課題に適切に対処できるよう，ヘルスリテラシーを育む姿勢が求められる[20].

　行政レベルの支援は 2017 年 5 月 30 日付で通知された厚生労働省の「小児

慢性特定疾病対策等総合支援事業実施要綱」において，移行期医療支援コーディネーターの配置が明記された[21]．同年，厚労省は各都道府県に「移行期医療支援センター」の設置を通達した[21]．患者を支援する医療チームは成人期以降も支援を継続するために，これらの支援事業を患者および家族の個別の移行プログラムに生かしていくことが求められる．近年は循環器疾患や内分泌疾患，神経疾患など他の専門領域とも併せ，「移行期支援センター」や「長期フォローアップ外来」などを設置し，成人診療科との橋渡しの役割を果たす施設も見られるが，まだ少数である[22, 23]．今後は移行期医療の受け手側である成人診療科との双方向性の意見交換も重要であり，小児・AYA 世代がんを診療する学会と成人領域の学会での交流が促進の鍵になると考える．

5. おわりに

がんに罹患してからの人生はマラソンに例えられる．医療者は家族の次の伴走者として適切なタイミングでサバイバーを励まし，必要な医療へとつなげる役割を求められる．医療行為のエッセンスと困った時の問い合わせ先を治療の節目に本人に伝えること，最低限度の情報のまとめを診療録に残すこと，問い合わせがあった際に適切な医療につなげられる成人診療科とのネットワークを院内・地域に構築することがマラソンにおける「給水」の役割を果たしてくれることと期待している．

参考文献
1）ganjoho.jp がん情報．小児・AYA 世代のがん罹患　2024．Available from: https://ganjoho.jp/reg_stat/statistics/stat/child_aya.html（2024 年 8 月 18 日アクセス）．
2）石田也寸志．小児がんおよび AYA がん患者の長期フォローアップの現状と展望　長期フォローアップ体制整備事業の開始を受けて　小児がん経験者の長期フォローアップに関する問題点．日本小児血液・がん学会雑誌　2018; 55: 141-147.
3）がん情報サービス．院内がん登録生存率集計：国立がん研究センター．https://ganjoho.jp/public/qa_links/report/hosp_c/hosp_c_reg_surv/index.html（2024 年 8 月 18 日アクセス）．
4）Oeffinger KC, Mertens AC, Sklar CA, et al. Chronic health conditions in adult survivors of childhood cancer. N Engl J Med 2006; 355: 1572-1582.
5）石田也寸志，細谷亮太．小児がん治療後の QOL Erice 宣言と言葉の重要性．日本小児科学会雑誌　2011; 115: 126-31.
6）Ozono S, Ishida Y, Honda M, et al. General health status and late effects among adolescent and young adult survivors of childhood cancer in Japan. Japanese journal of clinical oncology 2014; 44: 932-940.

7) Ishida Y, Honda M, Ozono S, et al. Late effects and quality of life of childhood cancer survivors: part 1. Impact of stemcell transplantation. International journal of hematology 2010; 91: 865-876.

8) Ishida Y, Sakamoto N, Kamibeppu K, et al. Late effects and quality of life of childhood cancer survivors: Part2. Impact of radiotherapy. International journal of hematology 2010; 92: 95-104.

9) Kamibeppu K, Sato I, Honda M, et al. Mental health among young adult survivors of childhood cancer and their siblings including posttraumatic growth . Journal of cancer survivorship: research and practice 2010; 4: 303-312.

10) 国立がん研究センター. 小児患者体験調査報告書　令和元年度調査　2021. https://www.ncc.go.jp/jp/information/pr_release/2021/0306/index.html（2024 年 8 月 18 日アクセス）.

11) Robison LL, Hudson MM Survivors of childhood and adolescent cancer: life-long risks and responsibilities. Nat Rev Cancer 2014; 14: 61-70.

12) Bhakta N, Liu Q, Ness KK ,et al. The cumulative burden of surviving childhood cancer: an initial report from the St Jude Lifetime Cohort Study（SJLIFE）. Lancet 2017; 390: 2569-2582.

13) Huang IC, Hudson MM, Robison LL, et al. Differential Impact of Symptom Prevalence and Chronic Conditions on Quality of Life in Cancer Survivors and Non-Cancer Individuals: A Population Study. Cancer Epidemiol Biomarkers Prev 2017; 26: 1124-1132.

14) 厚生労働省. 第 3 期がん対策推進基本計画　2017. https://www.mhlw.go.jp/file/06-Seisakujouhou-10900000-Kenkoukyoku/0000196973.pdf（2024 年 8 月 18 日アクセス）.

15) Chao C, Bhatia S, Xu L, et al. Chronic Comorbidities Among Survivors of Adolescent and Young Adult Cancer. J Clin Oncol 2020; 38: 3161-3174.

16) 松井基浩. 【小児・AYA 世代がん診療の現在と未来】小児・AYA 世代がん診療の新展開　AYA 世代がんの現状と課題. 小児科診療　2023; 86: 877-881.

17) 力武諒子，渡邊ともね，山元遥子，他. がん診療連携拠点病院等における AYA 世代がん支援体制 2021 年の現況. AYA がんの医療と支援　2023; 3: 40-46.

18) 日本小児血液・がん学会. 厚生労働省委託事業小児・AYA 世代がんの長期フォローアップ体制整備事業　2024. https://www.jspho.org/lifetime-care-and-support/index.html.（2024 年 8 月 18 日アクセス）

19) 大園秀一，石田也寸志，前田美穂，他. 小児期発症血液・腫瘍性疾患の成人への移行期支援に関する基本的姿勢. 日本小児血液・がん学会雑誌　2022; 59: 58-65.

20) 大園秀一. 小児がんの子どもと家族を支える（第 12 回）　小児がん経験者のヘルスリテラシーを伸ばすための支援. 保健の科学　2015; 57: 551-555.

21) 厚生労働省. 健発第 0530 第 2 号「全国がん登録事業，院内がん登録事業及び地域がん登録事業に関する「個人情報の保護に関する法律」，「行政機関の保有する個人情報の保護に関する法律」及び「独立行政法人等の保有する個人情報の保護に関する法律」の取扱いについて」　2021. https://www.mhlw.go.jp/web/t_doc?dataId=00tc2784&dataType=1&pageNo=1（2024 年 8 月 18 日アクセス）.

22) 森田美幸，岡村聡，栗原康輔，他. 小児がん経験者への病気の説明および健康管理教育の現状と課題　長期フォローアップ外来担当医へのインタビュー調査結果. 日本小児血液・がん学会雑誌　2024; 60: 362-370.

23) 小俣智子. 小児がんおよび AYA がん患者の長期フォローアップの現状と展望　長期フォローアップ体制整備事業の開始を受けて　長期フォローアップに求める支援小児がん患者からのシフトチェンジ. 日本小児血液・がん学会雑誌　2019; 55: 393-397.

◆ 1.6 節　がんと遺伝の関係について

1. はじめに

　私たちの生命の設計図である DNA には，私たちが誰であるか，そして健康や病気に関わる情報がある．特に小児がんや AYA 世代のがんにおいては，その発症背景に生まれ持った遺伝子の影響があるのではないかという疑いを持つ傾向が高まっている．これは，加齢とともに見られる散発性がんとは異なり，遺伝が深く関わる複雑な病態を想定するからである．しかし，網羅的な研究と集団コホートの解析からはすべての小児や AYA 世代のがんが遺伝性腫瘍であると一概に言えるわけではないことを示している．実際には，こうした遺伝学的情報の提供にはバランスが求められる．治療選択や将来の健康管理，さらには家族計画に至るまで，遺伝情報は重要な情報となりうるが，遺伝の情報を知ることを患者に強制することなく，また遺伝学的検査を「重荷」と捉えさせないように配慮しているつもりになって，必要な情報から彼らを遮断することは避けなければならない．このため，正確かつバランスの取れた遺伝学的情報の提供と，その情報をどのように活用するかについて，患者や家族が理解し，納得のいく意思決定ができるよう支援することが不可欠である．

　本節では，遺伝学的情報の意味に触れ，小児がんおよび AYA 世代のがん患者とその家族が有する課題に対し，どのように対応していけばよいのかを解説する．遺伝の可能性を理解することは感情の大きな揺れを伴うかもしれないが，それは同時に，単なるデータ以上の価値を持ち，患者と家族が共に未来を切り拓くための鍵ともなり得る．

2. 遺伝子への理解

　生命の基本情報である「遺伝子（gene）」は細胞内の核やミトコンドリアに含まれるデオキシリボ核酸（deoxyribonucleic acid：DNA）の特定の区間であり，私たちの体の特徴や機能を決める生物学的な命令をコードしている．この DNA はヌクレオチドという分子構造の連なりであり，このうちの塩基

1.6節　がんと遺伝の関係について

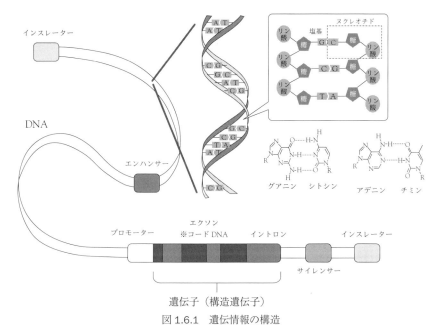

図 1.6.1　遺伝情報の構造

DNA の約 1.5 %はタンパク質の設計図となる遺伝子（コード領域），残りは非コード領域（ノンコーディング DNA）と考えられている．

(base) 部分が結合することにより「二重らせん（double helix）構造」となっている．塩基には，アデニン（adenine：A），チミン（thymine：T），グアシン（guanine：G），シトシン（cytosine：C）という 4 種類があり，T と A，C と G とが結合する（図 1.6.1）．遺伝子は，細胞の成長，分裂，そして死を制御するために必要である．正常な細胞はこれらの遺伝子からの指令に従って機能するが，指令が誤ってしまうような遺伝子上の変化を持つと，細胞は異常に増殖し，制御ができず加齢とともに発症するような疾患状態へと進行する可能性がある．

3．がんの発生機序の理解

　がんの発生機序は，正常な細胞が制御を失って異常に増殖し，結果的にがん細胞となる一連の過程である．このプロセスは遺伝子上に様々な変化が生じ，複数の段階を経て進行する．

① 遺伝子変異の蓄積：がんの発生は，細胞の DNA に生じる変異から始まる．これらの変異は，細胞の成長，分裂，および死に関連する遺伝子に影響を及ぼし，正常な細胞の機能を変える．変異は細胞分裂の結果で自然発生的に起こることもあり，外部要因（たばこ，アルコール，ウイルス感染，放射線，化学物質など）によって引き起こされることもある．

② 発がん遺伝子の活性化：正常な細胞では，特定の遺伝子が細胞の成長を抑制している．これらの遺伝子が変異によって過剰に活性化されると，細胞は制御不能な速度で分裂を始める．これら過剰に活性化された遺伝子は「オンコジーン（oncogene）」と呼ばれる．

③ がん抑制遺伝子の不活性化：がん抑制遺伝子は，細胞の成長を制御し，異常な細胞分裂を抑える役割を持つ．これらの遺伝子のいずれかが変異により不活性化されると，細胞は異常に成長し続ける可能性がある．

④ DNA 修復機構の損傷：細胞は，元来 DNA に生じる損傷を修復するための機構を持つ．しかし，この修復機能が変異により損なわれると，DNA 損傷が蓄積され，がん化のリスクが高まる．

⑤ 細胞の不死化：正常な細胞には，分裂できる回数の限界があるが，がん細胞はこの制限を超えて無限に分裂し続ける能力を獲得することがある．これは，テロメラーゼと呼ばれる酵素がテロメア（染色体の端部）を延長し，細胞の老化プロセスを回避することで実現される．

⑥ 血管新生：がん細胞は成長と拡散のために酸素や栄養素が必要である．がん細胞は，新しい血管を形成させることにより，これらの必需品を確保する．

⑦ 転移：がんが進行すると，細胞は原発部位から離れ，血流やリンパ系を通じて体の他の部位に広がる．

　がんの発生機序は非常に複雑で，個々のがんによって異なるが，これらの基本的なプロセスは，多くのがんに共通する．実際には遺伝的要因と環境要因の相互作用ががんの発生に深く関わっている（図 1.6.2）．

4．遺伝子の解析とその評価

　遺伝子の「バリアント（variant）」と「変異（mutation）」は，遺伝学にお

1.6節　がんと遺伝の関係について

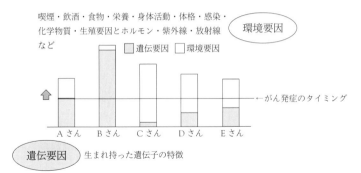

図 1.6.2　遺伝要因と環境要因の影響
生まれつきの遺伝子の影響（灰色）と喫煙，飲酒，食事，運動などの外部要因（白色）の影響，およびこれらの要因の相対的な影響を分ける基準線（黒線）を示している．個人によってどちらの要因がより強く影響しているかを模式的に表現している．

いてよく使用される用語であり，遺伝子の配列に生じる変化を指すが，その用法には微妙な違いがある．

バリアントは，遺伝子の DNA 配列における個々の違いを指し，これには個体間の自然な遺伝的多様性も含み，必ずしも疾患や健康問題を引き起こすわけではない．

変異（mutation）は，DNA 配列に生じた変化の中でも特定の遺伝子の機能に影響を及ぼし，タンパク質の構造や量を変え，異常や疾患を引き起こす可能性が高い場合に用いられる（図 1.6.3）．本節では病的意義があるバリアン

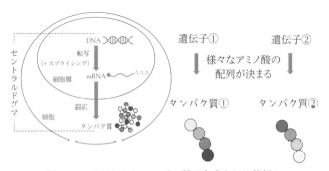

図 1.6.3　DNA からタンパク質が合成される仕組み
出典：（左パネル）遺伝性疾患プラス，https://genetics.qlife.jp/tutorials/How-Gene-Work/makingprotein

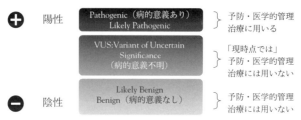

図 1.6.4　遺伝子のバリアントの評価
バリアントの箇所は一生変わらない．しかしその評価は変わる可能性がある
出典：Richards S, Aziz N, Bale S, et al. ACMG Laboratory Quality Assurance Committee. Standards and guidelines for the interpretation of sequence variants: a joint consensus recommendation of the American College of Medical Genetics and Genomics and the Association for Molecular Pathology. Genet Med. 2015; 17: 405-424.

トのことを説明上変異と表記して用いる．

5．バリアントの評価

　バリアントは，その臨床的意義に基づいて図 1.6.4 のカテゴリーに分類・評価される．

6．遺伝子解析について

　がんに関連する遺伝子解析には，「遺伝子検査（genetic testing）」が利用される．これには「ヒト体細胞遺伝子検査（somatic cell genetic testing）」や「ヒト遺伝学的検査（germline genetic testing）」がある．ヒト体細胞遺伝子検査とヒト遺伝学的検査は，どちらも遺伝子情報を解析することにより，遺伝情報を提供するが，その焦点と応用範囲において異なる．

1）ヒト体細胞遺伝子検査

　ヒト体細胞遺伝子検査は，がんなどの疾患が発症している特定の細胞の遺伝情報を調べることに焦点を当て，疾患の診断，治療計画の立案，疾患の進行予測に役立てる．近年保険適応の対象が拡大している「がんパネル検査」も，この技術を用応している．一部のがんパネル検査では生殖細胞系列の遺

伝情報も解析することがあり，この検査をきっかけに遺伝性腫瘍とわかることもある．

2）ヒト遺伝学的検査

ヒト遺伝学的検査は，個人が生まれながらにして持つ遺伝情報，すなわち個体が親から受け継いだ生殖細胞系列の遺伝情報に焦点を当てる．検査は骨髄細胞から作られる白血球の遺伝学的情報を採血で得て解析する．もし生殖細胞系列の遺伝子変異があった場合は，全ての体細胞に共通している（図1.6.5）．このため，その個人の次なるがん発症に対して備えたり，親や同じ生物学的親を持つ同胞，次世代への影響を考慮する必要がある．

7．AYA 世代のがんと遺伝

遺伝的影響が分かっているがん種の例として，網膜芽細胞腫，ウィルムス腫瘍，遺伝性腫瘍症候群（hereditary breast and ovarian cancer：HBOC，リンチ症候群），多発性内分泌腺腫症，そして家族性大腸腺腫症（familial adenomatous polyposis：FAP）などがある（表1.6.1）．

生殖細胞系列変異が疑われる場合には，本人の発症年齢，既往歴や家族歴

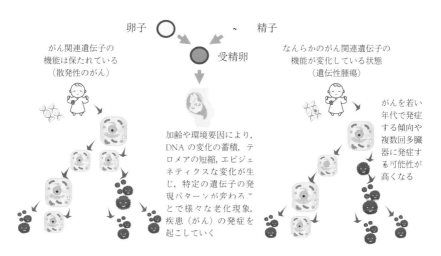

図1.6.5　ある体細胞の加齢に伴う変化の模式図

を知りえる範囲で聴取し，必要に応じた遺伝学的検査で確定診断を行う．日本では一部の遺伝性腫瘍の遺伝学的検査は保険適応となっており，現在の治療しているがん種の治療方針や治療後の検診に生かせることがある．また未

表 1.6.1　遺伝性腫瘍の一例

網膜芽細胞腫 （Retinoblastoma：RB）	遺伝子：*RB1* がん抑制遺伝子であり，細胞周期の制御に関与する．変異を持った網膜の細胞が制御不能に増殖し，小児期に最も一般的に見られる眼のがんが発症する．
ウィルムス腫瘍 （Wilms tumor）	遺伝子：*WT1, WT2* 腎臓の発達に重要な役割を持つがん抑制遺伝子で，小児期の腎臓がんの発症リスクに影響する．
リー・フラウメニ症候群 （Li-Fraumeni syndrome：LFS）	遺伝子：*TP53* 細胞の DNA 損傷応答，細胞周期の調節，および細胞死（アポトーシス）の誘導に中心的な役割を果たす．副腎皮質がん，若年発症の乳がん，脳腫瘍，骨肉腫など複数のがんリスクが生涯を通じて極めて高くなる．
カウデン症候群 （Cowden syndrome）	遺伝子：*PTEN* 細胞成長と細胞死の調節に重要な役割を果たすがん抑制遺伝子．遺伝子の変異により，細胞の過剰な増殖や生存を促し，結果的に多種多様な腫瘍，がんのリスクが高まる．
遺伝性乳がん卵巣がん症候群 （hereditary breast and ovarian cancer syndrome：HBOC）	遺伝子：*BRCA1, BRCA2* DNA の修復に関与するがん抑制遺伝子．遺伝子の変異は乳がんや卵巣がんの発症リスクを高める．HBOC の場合，乳房の MRI，乳房エコー，乳房マンモグラフィーが年に１度推奨される．またリスク低減方法として，予防的乳房切除や卵巣卵管切除が考慮される．
リンチ症候群 （Lynch syndrome）	遺伝子：*MLH1, MSH2, MSH6, PMS2, EPCAM* DNA ミスマッチ修復遺伝子．DNA コピー時のエラーを修正する役割を持つ．遺伝子変異により大腸がんや子宮体がん，腎盂尿管がんなどのリスクが高まる．
多発性内分泌腺腫症（multiple endocrine neoplasia：MEN）	遺伝子：*MEN1*（MEN1 タイプ），*RET*（MEN2 タイプ） *MEN1* 遺伝子はがん抑制遺伝子，*RET* 遺伝子は細胞成長を促進する遺伝子．甲状腺がんや褐色細胞腫など，複数の内分泌腺に関連したがんのリスクが高まる．
家族性大腸腺腫症（familial adenomatous polyposis：FAP）	遺伝子：*APC* Wnt シグナリング経路を調節するがん抑制遺伝子．変異を持つと消化管ポリープが多発し，未治療の場合，高い確率で大腸がんへ進行する．大腸がんのリスクを管理する上で非常に重要である．若年期からの定期的な内視鏡検査や予防的な手術を含む早期の介入により，リスクを著しく低減することが期待されている．

発症のがん好発臓器に対しての積極的な定期的スクリーニング（サーベイランス）を企画することも推奨される．本人だけではなく発症リスクが予測される血縁者には, がんを未発症であっても遺伝カウンセリング（genetic counseling）に紹介し, 遺伝学的検査やサーベイランスの検討を始めることができる．これは遺伝的背景に基づいた個別化医療のアプローチの1つでもある.

　遺伝学的検査の情報は, 個人が自らの遺伝的情報を知る権利であり, さらには, 深い倫理的, 法的, 社会的な側面を持つ．遺伝情報のプライバシー保護, 遺伝情報に基づく差別の防止, 遺伝カウンセリングへの平等なアクセス, そして遺伝学的検査やサーベイランスの経済的負担を考えることは, 個人の尊厳と権利を守る上で欠かせない.

8. AYA 世代のがん患者のための遺伝カウンセリング

　「遺伝カウンセリング」は, 個人, あるいはその家族が遺伝性疾患についての理解を深め, また原疾患の原因となるような遺伝学的検査の情報を得て, その結果, 生じうる遺伝性疾患のサーベイランスや予防的な対策について意思決定を行うためのプロセスである. 臨床遺伝専門医, 遺伝看護認定看護師, 認定遺伝カウンセラーら, 遺伝医療の専門職が中心となり, 各診療科のスタッフや心理専門職らと共に連携して行う．遺伝情報や自分自身と家族のがんリスクについて知り, 次の選択をどうするのかはこうした遺伝医療の専門職とともに考えていくことができる.

9. お わ り に

　AYA 世代のがん患者にとって, 遺伝学的情報はただのデータ以上のものである．それは自己認識, 家族計画, そして未来への展望に深く関わってくる．遺伝カウンセリングでは, 医療的な側面だけでなく, 遺伝医療についての理解を深めた上での心理社会的支援を提供することにも大きな役割を果たす.

　単にがんを治療するだけでなく, 「なぜがんが発生したのか」, 「子どもに遺伝しないのか」など, 患者一人一人が持ち得る様々な心理状況に応じて, 科学的な根拠や対応を考えていく, 包括的なアプローチであると言える.

　AYA 世代に関わる医療者は, がんと遺伝の関係性について, 本来の遺伝子

やがん発生機序に理解を深め，医療者自身の価値観を押し付けることなく関わる意識を持つ必要がある．

2章

がん患者とのコミュニケーション

◆ 2.1 節　AYA 世代患者とのコミュニケーション技術

1. はじめに

　がん患者にとって，がんの診断から始まり，病気が治療抵抗性であること，再発などの悪い知らせは受け入れがたいものであり，医療者は病状説明の際，患者の気持ちに配慮する必要がある．AYA 世代のがんは全がんの約 2 ～ 3 ％と希少であることや[1]，思春期世代のうち 16 歳以上の多くは自身より年配の成人の病棟で治療を受け，同世代の交流が少ないこと，入院治療が主体で，家で過ごす時間が短く，友人との交流が得にくいこともあり[2]，先に書いたような悪い知らせはこれまでの日常，患者の将来の見通しを覆し，医療者側が適切な情報提供や支援を行っていかなければ，AYA 世代のがん患者の多くは孤立を深め，不安の中で闘病することになる．

　一口で AYA 世代といっても，本邦では 15 ～ 39 歳と幅広い年齢が対象になるため，年齢や保護者，あるいは家族やパートナーとの関係性はどうか，経済的，社会的に自立しているのかの確認が必要である．2016 年から行われた，総合的な AYA 世代のがん対策のあり方に関する研究班（堀部班）が現在治療中および治療を終了して 1 年以上経過した AYA 世代がん経験者を対象に行ったアンケート調査[3]では，多くの患者が悩みと情報，相談のニーズを持っていた．アンメットニーズを減らしていくためにも，この世代の患者への情報提供やコミュニケーションが大切であることを示している．

　この節では，患者との有用なコミュニケーションスキルトレーニングのプログラム（communication skill training：CST）を紹介するとともに，A 世代，YA 世代の特徴を踏まえた AYA がん患者を対象とした CST について考えていく．

2. コミュニケーションスキル・トレーニング

コミュニケーションは人間性や性格などで規定されるものではなく，学習，つまり練習により変容可能なものなのでコミュニケーションスキル（技術，技能）と言われている[4]．本邦で受けることが出来るがん患者とのコミュニケーションスキル・トレーニングのプログラムは，SPIKES[5]，SHARE[6,7]，死の臨床研究会の教育研修ワークショップ「死の臨床におけるコミュニケーション」[8]，NURSE[9]，かんわとーく（旧 Vital Talk）[10]などが知られている．このなかでも SHARE-CST は日本人がん患者の意向調査をもとに構成されたコミュニケーション・スキルを習得するプログラムである．がん患者の意向に応じたコミュニケーションを実践することで，患者の心理的負担を軽減することができると考えられている．また藤森らは SHARE-CST を受講した医師は行動変容だけではなく，自己効力感の向上，さらに患者アウトカム（抑うつ，医師への信頼感）も向上させることを報告している[11]．

がん患者と医師の面談調査から，がん患者が悪い知らせを伝えられる時に望むコミュニケーションとして 70 項目が挙げられ，それらを分類すると「Supportive environment 支持的な場の設定」，「How to deliver the bad news　悪い知らせの伝え方」，「Additional information 付加的な情報」，「Reassurance and Emotional support 安心感と情緒的サポート」の 4 つのカテゴリーにまとめられた[6]．その頭文字から SHARE と呼び，医師が患者に悪い知らせを伝える時に留意する態度や行動を示している．表 2.1.1 は 4 つのカテゴリーと具体的な行動を示している．

日本サイコオンコロジー学会では，SHARE-CST をがん臨床経験 3 年以上の医師を対象に開催している．4 名の参加者にファシリテーターが 2 名つき，参加者は初日にコミュニケーションと SHARE の講義を受け，その後の難治がんを伝えるロールプレーを通して SHARE プロトコルの基本を学ぶ．2 日目には再発や抗がん治療の中止のシナリオによるロールプレーを行い，SHARE を用いたコミュニケーションの有用性について学びを深める．模擬患者によるロールプレーの体験は貴重で，またコミュニケーション技術について参加者同士が相互に観察し話し合うことを通して多くの気付きが生まれるとされている[12]．SHARE-CST は，AYA 世代の患者においても有用と思わ

表 2.1.1　患者が望むコミュニケーションの 4 要素

Supportive environment（支持的な環境）
・十分な時間を設定する
・プライバシーが保たれた，落ち着いた環境を設定する
・面談が中断しないように配慮する
・家族の同席を勧める

How to deliver the bad news（悪い知らせの伝え方）
・正直に，わかりやすく，丁寧に伝える
・患者の納得が得られるように説明する
・はっきりと伝えるが「がん」という言葉を何度も繰り返さない
・言葉を注意深く選択し，適切に婉曲的な表現を用いる
・質問を促し，その質問に答える

Additional information（付加的な情報）
・今後の治療方針を話し合う
・患者個人の日常説克への病気の影響について話し合う
・患者が相談や気がかりを話すように促す
・患者の希望があれば，代替療法やセカンド・オピニオン，余命等の話題をとりあげる

Reassurance and Emotional support（安心感と情緒的サポート）
・優しさと思いやりを示す
・患者に感情表出を促し，患者が感情を表出したら受け止める（例：沈黙，「どのようなお気持ちですか？」，うなずく）
・家族に対しても患者同様配慮する
・患者の希望を維持する
・「一緒に取り組みましょうね」と言葉をかける

出典：藤森麻衣子，他. 続・がん医療におけるコミュニケーション・スキル. 医学書院, 2009

れるが，AYA 世代の模擬患者を得ることが難しいこともあり行われてこなかった．小児がんについても患者の親に説明を行う設定で研修が行われてきた．しかし，第 3 期がん対策推進基本法において，AYA がん対策が明記されたこと，多くの医療者が，医療現場では AYA 世代の患者とのコミュニケーションに困難を感じることが少なくないという現状[13-17]から，AYA 世代の患者を対象にした CST の開発に至った．

3.　AYA 世代の特徴と AYA 世代とのコミュニケーション

　AYA 世代の特徴の詳細は 1 章に譲るが，AYA 世代は，生物学的，精神的，社会的に大きな変化を遂げる時期を過ごしている．一般的に社会的に就学，就職，結婚し次世代を産み育てるなど，様々なライフイベントを経験する世

代である．よって，この時期にがんに罹患することは，これらの将来への見通しが根底から覆されることになるため，精神的なストレスが大きいことは想像に難くない．

患者には十分な支援が行われるべきところであるが AYA 世代がん患者の不安やニーズに応えられていない現状が報告されている[3,18]．この世代でがんに罹患するということがまれであることから，社会的資源が不十分であることが理由の 1 つであり，診断，治療，再発，予後，晩期合併症など病気に関することに限らず，学業，仕事といった，日常生活，社会生活，生殖機能を含めた将来のこと，サポートグループ，経済，心理に関することがアンメットニーズとして挙げられている．本邦では先に述べたように，2016 年に AYA がん患者，治療経験者を対象に包括的アンケート調査が行われ，AYA がん患者のアンメットニーズが明らかにされた[3]．支援の情報提供，心理的支援，ピアサポートの紹介など，様々な取り組みが，学会や治療経験者，家族，患者会により行われているが，個々の患者や治療経験者のアンメットニーズの解消についての評価はこれからである．アンメットニーズの解消の有無は，患者のその後の生活にも影響を及ぼすといわれており重要である．

患者の支援については，AYA 世代と関わる医療者の問題もある．AYA 世代のがん患者の数が少ないことから，悪い知らせを伝える際，話し合いをする知識やスキルがない[13]，話し合いの準備や患者の反応に対応する時間がない[19]などが挙げられており，改善が望まれる．

特に A 世代は精神的，経済的に自立しておらず，保護者が意思決定に加わる．家族（保護者）が患者に対して最終同意や意思決定に影響を与え，医療者の患者とのコミュニケーションを複雑にし[17]，面談の際に，医療者は，本人と向き合う前に保護者と話をするなど，患者を主体とした情報提供をおろそかにしてしまう可能性がある．保護者と先に話をしてしまうことで，患者が真実を告げられているのか不安に感じたり，孤立してしまう可能性があるので注意が必要である[20]．Husson らが報告しているように，A 世代の患者が十分に病気や治療に関する話し合いに参加できず，自らの意思を表出し，意思決定を行う機会が十分に与えられていないということがないようにしなければいけない[21]．

未成年者における意思決定については，米国小児科学会やWHOは患者が発達的・情緒的に準備ができている場合には，治療に関する意思決定に可能な限り参加させることを推奨している[22]．実際，AYA世代の患者は，治療に関する話し合いに参加する能力を有し，患者も話し合いへの参加を望んでいること[23-28]や15〜29歳のAYA世代の患者が予後の情報を重要と考えていることが報告されている[29]．

家族については，AYA患者にとって重要な存在であり，AYA患者の意向として家族への配慮を求める意向を示す報告は多い．意思決定に重要な役割を果たしており，また親のストレスは多大なものである[30]．家族とアドバンスケアプランニングの介入をすることで患者，家族の不安が軽減されるという報告[31]もあるように悪い知らせを伝える際，家族への配慮は大切である．しかし，家族が意思決定される場合でも，患者の利益が最優先であり，患者と向き合うことを忘れてはいけない．

これらの報告は，年齢を問わず，患者自身が意思決定に関わることを望んでおり，意思決定には家族との関わりも大切であることを示している．ただ，患者の体調や気がかりは，日々変動するものであり，常に意思決定に関わる準備ができているわけではない．日頃から患者とコミュニケーションをとって，悩みや不安，大事な話ができる状態かどうかなどを確認しながら支援していくことが必要である．次にAYA世代患者が望むコミュニケーションについて考えていきたい．

4. AYA 世代がん患者が好むコミュニケーションについて

AYA世代とよりよいコミュニケーションをとるためにはAYA世代のコミュニケーションの意向を知っておくことは大切である．AYA世代のコミュニケーションの意向に関する報告をいくつか紹介する．

YA世代については，22歳から39歳までの疾患，がん診断後の年数を限定しない206人のコホートで，「今後の治療方針を伝える」，「質問に答えてくれる」，「治療法をすべて教えてくれる」，「治療の副作用についても説明する」，「病気の状態について説明する」，「わかりやすく説明する」，「病気の進行度についても説明する」，「信頼する医師が話をする好ましくない知らせでも詳し

く伝える」，「困っていること，気がかりについても十分話を聞いてくれる」が8割以上の対象者が望んでいたことが報告されている．また，「先に家族に話をすること」は9割の回答者が望んでいなかった．一般成人のがん患者の意向と類似しているという結果であった[32]．

A世代では，「患者に誠実である」，「時間を十分に取る」，「信頼できる関係性がある」，「共感的である」，「医療者同士のコミュニケーションが良い」，「専門家として能力と経験がある」を好む意向と報告している[17]．他には，「情報量が多すぎない」，「病気と治療について患者と家族同時に伝えられる」，「患者が意思決定に参加する」，「患者の決断を尊重する」，「もっと聞きたいことに答えてくれる」，「医療者同士のコミュニケーションがよい」，などが報告されている[33-35]．

Zwaanswijk らは，8歳から16歳の患者，サバイバー，親の3者を対象に，ケースシナリオを無作為に渡して意向を調査する方法で，医療場面における医療者への意向を調査している[36]．いずれも8割が「医療者は患者と親の感情に注意を払うべき」と答えた一方で，情報提供や意思決定の参加については，患者と親に差がみられた．患者は約8割が「意思決定に参加すべき」，7割が「情報を親と同時に伝えられるべき」，6割以上が，「患者が尋ねなくても情報を伝えてほしい」と考えていて，親よりも多かった．

また，医療者が伝えたことが，医療者が思ったように伝わっていないことがある．病気の認識と理解がAYA世代では，小児とも大人とも同じではなく，がんと聞いても死ぬようなことはない，そんなに悪くないように感じていることがあることが報告されている[29]．

Srinivas らは，AYA世代の患者と親に，医療者のコミュニケーションについて答えてもらったところ，臨床医に対して，両者が「共感」や「励まし」，「関係性が保たれる」ことを求めたが，AYA世代患者は，不安が増すので「感情的になったり不安そうにしないでほしい」と答えたことを報告している．親と患者本人で異なった意向を持っていることを示しており，過度に感情移入するとAYA世代患者には共感というよりは，不安を与える可能性がある[37]．

これらは海外からの報告であるが，文化や環境によって意思決定において違いがみられる可能性があり[38, 39]，日本人を対象にした報告も紹介したい．

本邦の研究では，15 歳から 29 歳までに診断された AYA がん患者を対象に
行った AYA 世代が好む情報提供の意向に関する半構造化面接の結果が報告
されている．80 の質問のうち半分以上は成人と同じであったが，AYA 患者
は，「世代特有の社会的要因を考慮し」，「過度な感情移入しないこと」，「年
齢，認知発達に応じた支援をすること」を望んでいた[40]．

著者は特有 15 歳から 29 歳の血液腫瘍の患者を対象として，SHARE の元
になった「悪い知らせの情報提供の意向に関する 70 項目のアンケート調査」
を行った．情報提供の意向は約 7 割は成人と同様であったが，成人と比べる
と，「悪いことも，詳細に具体的に伝えてもらう」ことを望んでいた．患者に
寄り添う言葉かけや励まし（安心感と情緒的なサポート（RE））は，一般成
人を対象とした研究では，重要と考えられてきたが，AYA 世代患者は，RE
よりは予後を含めた病気に関するより正確な情報を求めていた[41]．また，一
般成人と同様，「家族に先に伝えるのは好まない」が「家族への配慮はしてほ
しい」と考えていた．

5. AYA-SHARE-CST

以上も参考にして，筆者らは，AYA 世代のがん患者を対象にした SHARE-
CST に 2021 年度より取り組んできた．これまで示してきた AYA 世代がん患
者の特徴や意向を踏まえ，SHARE プロトコルに AYA に配慮した内容を加え
た AYA-SHARE を表 2.1.2 に示す．表 2.1.2 の灰色は新たに AYA プロトコル
として加えられ，太字はその具体的な用例である．

開始にあたり，研修会のロールプレーでは，面談家族の同席を取りやめた．
未成年の患者の場合，法的に責任がある親が重要な面談に参加しないのは不
自然という意見があったが，研修の目的が「患者，家族との面談をいかにう
まくやるか」ではなく，参加者に，慣れない「AYA 患者との会話に向き合っ
てもらう」ためであった．また，AYA がんの問題として，妊孕性や，遺伝子
が関与する腫瘍の話題をシナリオのオプションとして加えた．

実際の研修では，家族の同席がないことで，参加者は患者とのコミュニケー
ションに集中し，模擬患者と向き合えていた．2021 年度から開始し，2024 年
7 月現在 7 回，8 グループの AYA-CST を行っており，参加者からは，学びが

60 2章 がん患者とのコミュニケーション

表 2.1.2 AYA 世代の患者が望むコミュニケーションの 4 要素

Supportive environment（支持的な環境）
・必要であれば，患者，家族それぞれとの面談も設定する
・必要であれば，看護師や心理職の同席を考慮する
・患者の表情，同伴者との距離などに注意を払う
・患者の発達段階に応じて理解できる言葉を使う
・患者の精神的自立と経済的自立について理解する
・患者―家族関係を理解する
・患者と家族同席の面接では，患者を中心にそれぞれに視線を向け，患者に発言の機会
　を与えるような声かけをする
・治療による生殖機能への影響と妊孕性温存について話し合う
・患者のこれからの日常生活や仕事についても話し合う
「学校のこと（お仕事のこと）など，困っていることや気がかりはありますか？それ
はどんなことでしょうか？」
「いろいろな悩みが生活の中でもあると思いますので，遠慮なく言ってくださいね.」
・またいつでも質問して良いことを保証する

How to deliver the bad news（悪い知らせの伝え方）
　なし

Additional information（付加的な情報）
　なし

Reassurance and Emotional support（安心感と情緒的サポート）
・患者の意見を尊重する
・思春期の患者でも子供扱いをしない
・にこやかに接し安心感を与える
　・患者の気持ちを支える言葉をかける
「将来のことも一緒に考えていきましょう」
・同胞にも配慮する
「ご兄弟はどんなご様子でしょうか.」
「ご兄弟への接し方や伝え方などについても，良かったら一緒に考えていきましょう」

あったという評価を得ている[42]が，AYA がん患者にとって有効であるかどう
かの評価は今後の積み重ねの結果が待たれる．AYA 世代がん患者を対象にし
たコミュニケーショントレーニングについては，Essig らが，医師以外の医療
者も含めたトレーニングにより，参加者が自信を持つようになったことを報
告している[43]．その中で参加者が，追加のトレーニングが必要とコメントし
ていたことが述べられている．

　AYA 世代は年齢の層が幅広く疾患も様々であるため，個々が抱える問題は
多様である．今後も研修を繰り返すことにより，患者の支援につなげていけ

るとよい.

6. おわりに

　AYA 患者とのコミュニケーションを苦手と感じる医療者は少なくない. 特に A 世代は無口で意思表示がはっきりせず, よりコミュニケーションをとることに難しさを感じるかもしれない. しかし, 患者は意思決定に関わりたい, 病状について知っておきたいという思いがあり, 世代の特徴やコミュニケーションの意向を理解し, 会話していくことが大切である. 成人と異なる部分はあるが, コミュニケーションの基本は, 他の世代と大きくは変わらないと思われる.

参考文献

1) Nakata K, Hiyama E, Katanoda K, et al., Cancer in adolescent and young adults in Japan: epidemiology and cancer atrategy. Inter J Clin Oncol. 2022; 27: 7-15.

2) Groszmann M, Overview: Cancer in teenagers and young adults and psycho-oncology. In Elfer J ed. Perspectives from a psych-oncology team working with teenagers and young adults with cancer. Routledge, 2023; 7-34.

3) 清水千佳子. AYA がん患者のニーズ. 平成 27-29 年度厚生労働科学研究費補助金（がん対策推進総合研究事業）「総合的な思春期・若年成人世代のがん対策のあり方に関する研究」班編. 医療従事者が知っておきたい AYA 世代がんサポートガイド. 第 1 版. 金原出版, 2018; 15 18.

4) 藤森麻衣子, 内富庸介（編）. 続・がん医療におけるコミュニケーション・スキル──実践に学ぶ悪い知らせの伝え方. 医学書院, 2009.

5) Baile WF, Buckman R, Lenzi R, et al. SPKES-A Six-Step Protocol for Delivering Bad News: Application to the Patient with Cancer. Oncologist. 2000; 5: 302–311.

6) Fujimori M, Akechi T, Morita T, et al. Good communication with patients receiving bad news about cancer in Japan. Psycho-oncology. 2005; 14: 1043-1051.

7) Fujimori M, Akechi T, Morita T, et al. Preferences of cancer patients regarding the disclosure of bad news. Psychooncol. 2007; 16: 573-581.

8) 日本死の臨床研究会. https://www.jard-info.org/

9) 日本がん看護学会（監）, 国立がん研究センター東病院看護部（編）. NURSE を用いたコミュニケーションスキル. 医学書院, 2015.

10) かんわとーく, https://kanwatalk.jp/（2024 年 9 月 6 日アクセス）

11) Fujimori M, Shirai Y, Asai M, et al. Effect of communication skills training program for oncologist based on patient preferences for communication when receiving bad news: randomized controlled trial. J Clin Oncol. 2014; 32: 2166-2172.

12) 内富庸介, 藤森麻衣子. がん医療におけるコミュニケーション・スキル　悪い知らせをどう伝えるか. 医学書院, 2007.

13) Thompson K, Dyson G, Holland L, et al. An exploratory study of oncology specialists' understanding of the preferences of young people living with cancer. Soc Work Health Care. 2013; 52: 166-190.

14) Tsangaris E, Johnson J, Tailor R, et al. Identifying the supportive care needs of adolescent survivors of

cancer. A qualitative analysis and systematic literature review. Support Care Cancer. 2014; 22: 947-959.

15) Zwaanswijk M, Tates K, Dulmen S, et al. Young patients', parents', and survivors' communication preferences in paediatric oncology: Results of online focus groups. BMC Pediatr. 2007; 7: 35.

16) Butow P, Palmer S, Pai A, et al. Review of adherence-related issues in adolescent and young adults with cancer,. J Clin Oncol. 2010; 28: 4800-4809.

17) Essig S, Steiner C, Kuehni CE, et al. Improving communication in adolescent cancer care: A multiperspective study, Pediatrc Blood Cancer. 2016; 63: 1423-1430.

18) Keegan THM, Lichtensztajn DY, Kato I, et al. AYA HOPE Collaborative Group, Unmet adolescent and young adult cancer survivors information and service needs: a population-based cancer registry study. J Cancer Surviv. 2012: 239-250.

19) Légaré F, Ratté S, Gravel K, et al. Barriers and facilitators to implementing shared decision-making in clinical practice: Update of systematic review of health professionals' perceptions. Patient Educ Conus. 2008; 73: 526-535.

20) Lin B, Gutman T, Hanson C, et al. Communication during childhood cancer: Systematic Review of patient perspectives. Cancer. 2020; 126: 701-716.

21) Husson O, Huijgens PC, Graaf WTA, et al. Psycosocial challenges and health-related quality of life of adolescent and young adults with hematologic malignancies. Blood. 2018; 132: 382-392.

22) MacGrath PA. Development of the World Health Organization Guidelines on cancer pain relief of palliative care in children. J Pain Symptom Manage. 1996; 12: 87-92.

23) Lyon ME, Maccabe MA, Patel KM, et al. What do adolescents want? An exploratory study regarding end-of-life decision-making. J Adolescent Health. 2004; 35: 529.e1-529.e6.

24) Smith LAM Critoph DJ, Hatcher HM, How can health care professonals communicate effectively with adolescent and young adults who have completed cancer treatment? A systematic review. J Adolesc Young Adult Oncol. 2020; 9: 328-339.

25) Weaver MS, Baker JN, Gattuso JS, et al., Adolescents' preferences for treatment decisional involvement during their cancer. Cancer. 2015; 121: 4416-4424.

26) Mack JW, Fasciano KM, Block SD. Adolescent and young adult cancer patients' experiences with treatment decision-making. Pediatrics. 2019; 143: e20182800.

27) McLaughlin CA, Gordon K, Hoag J, et al. Factors affecting adolescents' willingness to communicate symptoms during cancer treatment: A systematic review from COG. J Adolesc Young Adalt Oncol. 2019; 8: 105-113.

28) Barnett M, McDonnell G, Derosa A, et al. Psychosocial outcomes and interventions among cancer survivors diagnosed during adolescent and young adulthood (AYA): a systematic review. J Cancer Surviv. 2016; 10: 814-831.

29) Mack JW, Fasciano KM, Block SD. Communication about prognosis with adolescent and young adult patients with cancer: Information needs, prognostic awareness, and outcomes of disclosure., J Clin Oncol. 2018; 36: 1861-1867.

30) Haase JE, Stegenga K, Robb S, et al. Randomized clinical trial of a self-care and communication intervention for parents of adolescent/young adults undergoing high-risk cancer treatment. Cancer Nursing. 2022; 45: 316-331.

31) Lyon ME, Jacobs S, Briggs L, et al. A longitudinal, randomized, controlled trial of advance care planning for teens with cancer: anxiety, depression, quality of life, advance directives, spirituality. J Adolesc Health. 2014; 54: 710-717.

32) Sato A, Fujimori M, Okamura M, et al. Preferences of young adult cancer patients for communication when receiving bad news. J Psychosoc Oncol Res Pract. 2019; 1(1S): e10.

33) Day E, Jones L, Langner R, et al. Current understanding of decision-making in adolescents wirh cancer; A narrative systematic review. Palliative Medicine. 2016; 30: 920-934.

34）Lin B, Gutman T, Hanson CS, et al. Communication During Childhood Cancer: Systematic Review of Patient Perspectives. Cancer. 2020; 126: 701-716.

35）Siembia EJ, Bellizzi KM, The doctor-patient relationship in the adolescent cancer setting: A developmentally focused literature review. J Adolesc Young Adult Oncol. 2015; 4: 108-117.

36）Zwaanswijk M, Tates K, Dulmen S, et al. Communicating with child patients in pediatric oncology consultations: a vignette study on child patients', parents' and survivors' communication preferences. Psycho-Oncol. 2011; 20: 269-277.

37）Srinivas M, Kaye EC, Blazin LJ, et al. Advice to clinicians on communication from adolescents and young adults with cancer and parents of children with cancer. Children. 2023; 10: 7.

38）シーナ・アイエンガー（著）櫻井祐子（訳）. 第 2 講 集団のためか，個人のためか. 選択の科学—コロンビア大学ビジネススクール特別講義，文春文庫，2014; 87-98.

39）多田羅龍平，AYA 世代がん患者のアドバンスト・ケア・プランニング. J AYA Oncol Allian. 2022; 2: 27-33.

40）Yoshida S, Shimizu K, Matsui M, et al. Preferred communication with adolescent and young adult patients receiving bad news about cancer. J Adolesc Young Adult Oncol. 2022; 12: 561-168.

41）Preference of adolescent and young adult patients with hematological malignancy regarding the disclosure of bad news. Osugi Y, et al. 第 20 回日本臨床腫瘍学会 2023 年（於，博多）

42）Okamura M, Fujimori, M,Saito E, et al. Development of an Online Communication Skills Training Program for Oncologists Working with Adolescents and Young Adults, J Adolesc Young Adult Oncol. 2023; 12: 433-439.

43）Essig S, Steiner C, Kühne T, et al., Communication skills training for professionals working with adolescent patients with cancer based on participants with cancer based on patients' needs: a pilot., J Adolesc Young Adult Oncol. 2019; 8: 354-362.

◆ 2.2節　情報提供と意思決定支援

1. 概　要

AYA世代のがん患者・経験者への情報提供と意思決定支援を考える上で重要な点は，AYAという年代の幅だけでなく，発症後間もない場合や闘病生活中，治療終了後など，がんと向き合う段階や状況も大きく異なることを考慮しなければならないことである．AYA世代のがん患者・経験者におけるAYAとは，主に「思春期（adolescent）」と「若年成人（young adult）」の2つの発達段階から成り立ち，この両者を理解しながら支援を検討する必要がある．

堀部らが実施した包括的アンケート調査の結果（表2.2.1)[1]では，がんを経験していないAYA世代と同様に，15歳未満発症のがんサバイバーおよび15歳以上発症のがんサバイバーにおいて，「今後の自分の将来」について悩んでいる者の割合が高いことが報告されている．AYA世代のがん患者・経験者において，「後遺症・合併症」，「不妊治療／生殖機能」においても悩んでいることが特徴である15歳未満発症のがんサバイバーにおいては「容姿」につい

表2.2.1　AYA世代がんサバイバーの悩み

	がんを経験していない AYA世代 （n=176）		15歳未満発症の がんサバイバー （n=119）		15歳以上発症の がんサバイバー （n=132）	
1	今後の自分の将来	84.9 %	今後の自分の将来	45.6 %	今後の自分の将来	57.6 %
2	仕事	59.2 %	後遺症・合併症	37.7 %	不妊治療／生殖機能	45.5 %
3	経済	47.5 %	不妊治療／生殖機能	31.6 %	仕事	40.9 %
4	健康	39.7 %	仕事	28.1 %	後遺症・合併症	34.8 %
5	学業	33.0 %	容姿	26.3 %	体力の維持，運動	29.5 %
	家族・友人など 周囲の人との関係	33.0 %				

注1）「がんサバイバー」は，がん治療を終了して1年以上が経過した人．
注2）がんサバイバーは「その他」を含む23項目より上位5項目を選択，がんを経験していないAYA世代は，がんサバイバーの選択項目より，疾患・治療に関連する5項目を除く18項目のうち上位5項目を選択．各項目の選択度数の多い順に表を作成した．

出典：樋口明子，小澤美和，坂水愛，他．AYA世代の小児がん患者・サバイバーのニーズと課題．AYAがんの医療と支援　2021; 1: 16-22.

て悩んでいたり，15 歳以上発症のがんサバイバーにおいては「体力の維持，運動」について悩んでいたりと悩みの性質は年齢に応じ変化することも推測できる．この発達段階の変化を理解しながら，AYA 世代のがん患者・経験者が必要とするニーズを検討し，情報提供を行う必要がある．

2. AYA 世代のがん患者が必要とする情報

高山ら[2]は，国外において情報提供を行っている米国国立がん研究所，米国がん協会，米国臨床腫瘍学会，英国マクミランがんサポートから発信されているがんにまつわる情報を領域ごとに整理しており，① がんの一般知識，② AYA 世代のがんの知識，③ 治療・副作用，④ がんとの向き合い方，⑤ 人間関係，⑥ セクシャリティ，⑦ がん治療後の生活，⑧ 医療機関で受けられるサポート，⑨ 外部機関で受けられるサポート，⑩ その他の 10 領域を挙げている．これを基に，AYA 世代でがんに罹患した体験を持つ調査時点で 20 歳以上の人を対象とした国内の調査[3]では，診断時と調査時において，重要となる情報が異なることが示されており，調査時においては，「がんの診断」，「AYA 世代がん患者の生存率の推移」，「がん治療による妊孕性」，「がん治療後の生活と付き合い方」，「職場復帰」，「妊孕性のサポートを提供する外部機関」に関する情報提供が重要であると回答している対象者の割合が高かった．特に，セクシャリティに関しては，診断当初と調査段階問わず，相談できる相手がほとんどいなかったと回答している．そのため，AYA 世代のがん患者・経験者への支援が，院内で行うことができるのか，院外で受ける必要があるかを整理するとともに，関連情報を入手できるウェブサイトなどの情報提供が求められる．

国内では，がん情報サービス[4]において，「がん対策基本法（平成 18 年法律第 98 号）」で示された患者・家族・市民のためのがんの情報をつくり，届けるために，様々な情報を集め確かで，わかりやすく，役に立つがんの情報を国民に提供している．また，「がん情報を探すときの 5 つのポイント」と「がん情報を見極めるときの 3 つのポイント」を提示している（表 2.2.2）．これらのポイントを踏まえ，患者や家族が入手した情報をもとに，医療従事者に相談することが望ましい．昨今の情報過剰社会において，情報の選別を行

表 2.2.2　情報を探すときのポイント

がん情報を探すときの 5 つのポイント	がん情報を見極めるときの 3 つのポイント
1. 今，必要な情報は何か，考える 2. インターネットを活用する 3. がん相談支援センターを利用する 4. 信頼できる情報か，考える 5. 行動する前に，周囲の意見を聞く	1. いつの情報か 2. だれが発信しているか 3. 何を根拠にしているか

出典：国立研究開発法人国立がん研究センター．がん情報サービス．https://ganjoho.jp/public/index.html（2023 年 12 月 31 日アクセス）．

う上での手助けになるとよい．

3.　意思決定支援

　AYA 世代のがん患者・経験者の意思決定を支援する上で，まずは AYA 世代のがん患者・経験者のヘルスリテラシー（health literacy）をアセスメントすることが重要である．ヘルスリテラシーとは「健康や医療に関する正しい情報を入手し，理解して活用する能力」のことである．日本語版 European Health Literacy Survey Questionnaire（HLS-EU-Q47）を用いた調査[5]では，日本人のヘルスリテラシーはヨーロッパ人より低いことが明らかとなっている．特に「病気になった時，専門家（医師，薬剤師，心理職など）に相談できるところを見つけるのは難しい」と回答した人の割合は，ヨーロッパ人と比較し乖離が大きかった項目として挙げられている．また，AYA 世代のがん患者・経験者においては，幼少期にがんの治療を受けた患者の認知機能への影響も考慮しなければならない．米国の大規模調査[6]によると，約 35 ％のがん経験者が認知機能障害を有すると報告されており，これらを踏まえて AYA 世代のがん患者・経験者のヘルスリテラシーをアセスメントする必要がある．

　Edward らは，一般的なヘルスリテラシーの支援経路モデル（Supported Health Literacy Pathway Model）[7]を作成しており，これは質的系統的レビュー[8]により，AYA 世代のがん患者・経験者とその家族に活用できることが示されている（図 2.2.1）．このモデルは，AYA 世代のがん患者・経験者は家族と協力しながらヘルスリテラシーを発達させ，また，家族は健康状態や管理に関する知識，スキル，臨床医との関連，情報に基づいた選択肢の作成，

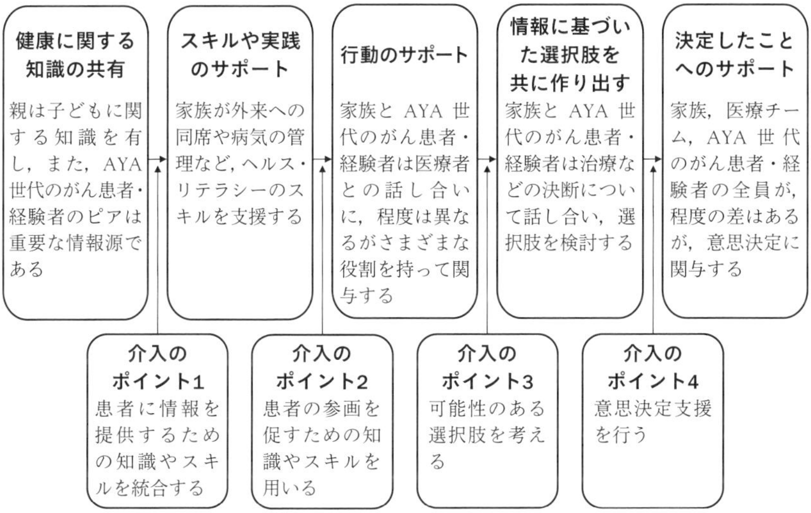

2.2 節 情報提供と意思決定支援　　　　67

健康に関する知識の共有	スキルや実践のサポート	行動のサポート	情報に基づいた選択肢を共に作り出す	決定したことへのサポート
親は子どもに関する知識を有し，また，AYA世代のがん患者・経験者のピアは重要な情報源である	家族が外来への同席や病気の管理など，ヘルス・リテラシーのスキルを支援する	家族とAYA世代のがん患者・経験者は医療者との話し合いに，程度は異なるがさまざまな役割を持って関与する	家族とAYA世代のがん患者・経験者は治療などの決断について話し合い，選択肢を検討する	家族，医療チーム，AYA世代のがん患者・経験者の全員が，程度の差はあるが，意思決定に関与する

	介入のポイント1	介入のポイント2	介入のポイント3	介入のポイント4
	患者に情報を提供するための知識やスキルを統合する	患者の参画を促すための知識やスキルを用いる	可能性のある選択肢を考える	意思決定支援を行う

図 2.2.1　AYA 世代のがん患者・経験者に対するヘルスリテラシーの支援経路モデルにおける介入のポイント

出典：Gessler D, Juraskova I, Sansom-Daly UM, et al. Clinician-patient-family decision-making and health literacy in adolescents and young adults with cancer and their families: A systematic review of qualitative studies. Psycho oncology. 2019; 28(7): 1408-1419 をもとに改変.

情報に基づいた意思決定をサポートし，共有していく過程を示している．また，各段階での介入として，「① 患者に情報を提供するための知識やスキルを統合する」，「② 患者の参画を促すための知識やスキルを用いる」，「③ 可能性のある選択肢を考える」，「④ 意思決定支援を行う」という 4 つのポイントを挙げている．AYA 世代のがん患者・経験者が，どの段階にいるかを理解しながら情報提供を行うとともに，意思決定支援を行うとよい．

　また，意思決定支援ガイドの活用も有効である．意思決定ガイドの特徴として，これから選ぼうとする治療方法や検査方法について，選択肢が紹介されており，それらのメリットとデメリットを中立の立場でわかりやすく解説していること，患者が選択肢の特徴，選んだ結果に対する自分自身の考えや価値観を吟味するのを助けてくれることが挙げられる．『患者さんやご家族のための意思決定ガイド』[9]では，「自分らしく決めるガイド 乳がん手術方法」や「あなたが受けたい医療を考え，誰に伝えるかを考えるためのサポートガイド ①」，「回復が難しくなった場合に，どのような治療を受けたいかを考え

るためのガイド ②」などが作成されており, 参考にするとよい. AYA 世代の
がん患者・経験者の意思決定支援に特化すると,「思春期世代のがん患者の意
思決定支援～トラウマインフォームドアプローチの視点で～意思決定能力の
4 要素モデルに基づいた疾病受容評価を用いた支援の手引きと事例集」を作
成している[10]. 思春期心性を考慮し, 意思決定能力を構成する 4 要素である
「① 理解力」,「② 認識力」,「③ 論理的思考力」,「④ 表出する能力」に基づく
疾病受容アセスメントツールであり, 疾病に伴う心的外傷への理解を自身と
スタッフが深めるトラウマインフォームド（心的外傷を理解した関わり）を
軸としたツールである. このツールを用いた半構造化面接を行うことで, が
ん体験がもたらすレジリエンス（一時的な不適応状態を乗り越え, 元の状態
へ回復する力）の向上や心的外傷後成長（posttraumatic growth：PTG）につ
ながる可能性が期待でき, また, 面接を通じて医療スタッフの当事者理解に
つながり, より多様性を尊重した関係性を構築できる可能性が示唆されてい
る.

　AYA 世代という発達段階を考慮すると, 意思決定支援においてピアサポー
ト（peer support）も有効である. 国内における AYA 世代のがん患者・経験者
のピアサポートに関する文献レビュー[11]によると, ピアサポートは「がんを
体験したピアとのコーピング Strategy を共有」しながら, QOL の向上のため
の支援を促していた. AYA 世代のがん患者・経験者のその希少性から, 医療
者だけでなくピアとのつながりを支援することも時には必要である. 日本に
おける代表的なピアサポートとして, 2008 年に設立された一般社団法人 CSR
プロジェクト[12]では, 働くことに関連した悩みやお金の悩みなど, 働く世代
に多い悩みを語り合うことを目的にしており, オンラインで不安や悩みを仲
間で共有している. また, 国立がん研究センター中央病院では,「AYA ひろ
ば」を設け[13], AYA 世代のがん患者同士が集まって交流や情報交換する場を
提供している. 当日に直接来院が難しい方も参加できるように, オンライン
でも募集しているため, 情報提供を行ってもよいだろう.

4. ま と め

　AYA 世代のがん患者・経験者への情報提供および意思決定支援は, 人生の

発達段階とがんの治療における段階という 2 つの背景を理解した上で検討する必要がある．がんにまつわる膨大な情報について，網羅されたツールなどを参考に AYA 世代のがん患者・経験者とその家族が必要とする情報を整理し，意思決定のプロセスを把握しながら支援を行うことが求められる．このとき，院内のリソースに留まらず，外部機関やウェブサイトなどの信用できる情報を一緒に探し，AYA 世代のがん患者・経験者のヘルス・リテラシーを高めることが望ましいと考える．

参考文献

1）樋口明子，小澤美和，坂水愛，他．AYA 世代の小児がん患者・サバイバーのニーズと課題．AYA がんの医療と支援 2021; 1: 16-22.

2）高山智子，八巻知香子．AYA 患者向けのがん情報．平成 27-29 年度厚生労働科学研究費補助金（がん対策推進総合研究事業）「総合的な思春期・若年成人（AYA）世代のがん対策のあり方に関する研究」班（研究代表者：堀部敬三）編．医療従事者が知っておきたい AYA 世代がんサポートガイド 第 1 版．金原出版，2018; 48-51.

3）高橋朋子，八巻知香子，高山智子．AYA 世代のがん罹患者におけるがん情報の入手状況と重要度の検討．日本ヘルスコミュニケーション学会雑誌 2020; 11: 37-43.

4）国立研究開発法人国立がん研究センター．がん情報サービス．https://ganjoho.jp/public/index.html（2023 年 12 月 31 日アクセス）．

5）Nakayama K, Osaka W, Togari T, et al. Comprehensive health literacy in Japan is lower than in Europe: a validated Japanese-language assessment of health literacy. BMC Public Health 2015; 15, 505.

6）Phillips SM, Padgett LS, Leisenring WM, et al. Survivors of Childhood Cancer in the United States: Prevalence and Burden of Morbidity. Cancer Epidemiol, Biomarkers Prev. 2015; 24(4): 653-663.

7）Edwards M, Wood F, Davies M, et al. 'Distributed health literacy': Longitudinal qualitative analysis of the roles of health literacy mediators and social networks of people living with a long-term health condition. Health Expect. 2015; 18(5): 1180-1193.

8）Gessler D, Juraskova I, Sansom-Daly UM, et al. Clinician-patient-family decision-making and health literacy in adolescents and young adults with cancer and their families: A systematic review of qualitative studies. Psycho oncology. 2019; 28(7): 1408-1419.

9）大坂和可子，中山和弘．患者さんやご家族のための意思決定支援ガイド．https://www.healthliteracy.jp/decisionaid/（2023 年 12 月 31 日アクセス）．

10）令和 1-3 年度厚生労働科学研究費補助金（がん対策推進総合研究事業）「AYA 世代がん患者に対する精神心理的支援プログラムおよび高校教育の提供方法の開発と実用化に関する研究」班．意思決定能力の 4 要素モデルに基づいた疾病受容評価を用いた支援の手引きと事例集．https://sites.google.com/nnh.go.jp/aya-shien#h.pzwyum1yjvf1（2023 年 12 月 31 日アクセス）．

11）小林幹紘，津村明美，益子直紀，他．AYA 世代がん患者・経験者のピア・サポートに関する文献レビュー．日本がん看護学会誌 2023; 37: 11-21.

12）一般社団法人 CSR プロジェクト．https://www.workingsurvivors.org/（2023 年 12 月 31 日アクセス）．

13）国立がん研究センター中央病院．AYA ひろば．https://www.ncc.go.jp/jp/ncch/AYA/060/index.html.（2023 年 12 月 31 日アクセス）．

◆ 2.3 節　支援者自身のつらさに対応する

　支援者自身が「話を聞いていると，自分までつらくて泣きそう」，「家に帰っ
ても，相談されたことが忘れられなくて落ち着かない」，「自分の対応があれ
でよかったのかどうか，不安でたまらない」というようなつらい気持ちを経
験することは少なくない．ここでは，支援者自身のつらさに対応するために，
支援者のメンタルヘルスについての一般的な知識と対応について紹介する．

1.　支援者のメンタルヘルス

　専門的な知識や技術を用いて人を援助する仕事を対人援助職という．対人
援助職はストレスの多い仕事といわれ，仕事をする中で自身の心身の健康を
害することがあることが知られている．中でも，燃え尽き症候群（バーンア
ウト）は対人援助職の離職の原因にもなっており，がん患者に継続的に安定
した支援を続けるためには，支援者側の心身に起こりえる問題について支援
者自身が知っておくことはとても重要なことである．がん領域では以前より
ストレスや共感疲労は支援者のバーンアウトと関連することが指摘されてい
る[1]．

1) 感 情 労 働

　対人援助職がストレスの多い仕事である理由の 1 つに，対人援助職が担う
労働には肉体労働と頭脳労働に加えて「感情労働」という要素が含まれてい
ることがあげられる[2]．

　感情労働とは米国の社会学者である Hochschild が提唱したもので，「公に
観察可能な表情や身体表現のために自らの感情を管理する労働」と定義され
ている[2]．わかりやすい例でいうと，苦情処理担当者は，顧客から苦情を受
けた際に相手に誠意が伝わるよう丁寧な言葉遣いで会話し，相手の話をしっ
かり傾聴し，場合によっては謝罪の言葉を述べるなど，自身の感情をコント
ロールしながら対応する必要がある．また，接客業などでは，相手に好印象
を与えるために自身の感情と関係なく常に笑顔を保つことを求められること

がある. 医療者も同様に患者や家族に接する際に,「笑顔で」,「優しく」といった態度を求められることが多く, 医療者にとって感情労働は日常業務の1つといえる. このような感情のコントロールが求められる職業としては, 看護師や介護士, 飲食業, 宿泊業, キャビンアテンダントなどがあげられる.

感情労働で生じるストレスは大きく, メンタルヘルスの不調が生じたり, 場合によっては「燃え尽き症候群」と呼ばれる状態に陥ったりする.

2) 共感疲労

共感疲労（compassion fatigue）とは米国の心理学者である Figley が提唱したもので,「他者が経験した困難な出来事やトラウマに共感することで, 自分が経験したことではなくても疲労を感じてしまう状態」と定義されている[3]. 以前は二次性の外傷性ストレス障害と考えられていたが, 最近では, 心理的なストレス反応の1つとされ, 誰にでも起こるものと考えられている. 共感疲労の症状としては慢性的な疲労感, 頭痛, 吐き気, 動悸などの身体症状と, 訳もなくイライラする, 気分が落ち込む, やる気が起きないなどの精神症状がある.

支援を行う際には共感や関係性の構築が重要であるが, 共感し信頼関係を築こうとすればするほど, 支援者は共感疲労にさらされる場面に遭遇しやすくなる. 共感疲労は支援者自身の精神的かつ身体的健康に影響を与えるだけでなく, その家族や患者の精神的かつ身体的健康にも影響を与えることが報告されている[4]. また特定の医療分野で働く人たちの間では 40% の人が共感疲労を経験していることが報告されている[5].

共感疲労という概念に対するものとして「共感満足」という概念がある. Stamm は共感疲労を「ケアの代償」とする一方で, 共感満足は「ケアの報酬」であると述べている[6]. 支援者は支援の中で, 喜びや充実感など肯定的な感情体験も経験しており, 共感することでもたらされるものはネガティブな一面ばかりではないと言える.

3) 燃え尽き症候群（バーンアウト）

燃え尽き症候群（バーンアウト）は, 米国の心理学者 Freudenberger が提唱

した概念で[7]，活発に仕事をしていた人が燃え尽きたように意欲や熱意をなくしてしまった状態をいう．バーンアウトは，医療・保健・福祉などの対人援助職のメンタルヘルスの問題として長らく注目されてきた．2022年に世界保健機関（World Health Organization：WHO）が発行した『国際疾病分類（ICD-11: the 11th Revision of International Classification of Diseases）』では「雇用および失業に関連する問題」の項目の中で，バーンアウトは「職場での慢性的なストレスがうまく対処されない時に生じる症候群」と定義されている（表2.3.1）．健康状態の悪化につながる因子として取り上げられ，それ自体は疾患ではない．

　燃え尽き症候群では主に「情緒的消耗感」，「脱人格化」，「個人的達成感の低下」の3つの症状がみられる（表2.3.2）．これらの症状は，心理学者のMaslachが提唱した「マスラーク・バーンアウト・インベントリー（Maslach Burnout Inventory)」[8]の中で定義されている．具体的には情緒的消耗感とは，今まで楽しいと思えていた仕事が楽しくなくなった，仕事を頑張りすぎて，身も心も疲れ果てたと感じる，こんな仕事もうやめたいと思うことがある，

表2.3.1　バーンアウト

・バーンアウトは職場での慢性的なストレスがうまく対処されない時に生じる症候群．
・以下の3つの特徴を持つ．
　① エネルギーの枯渇，または疲労感がある
　② 仕事から離れたい気持ちが増加する，また仕事に対して否定的・冷笑的な感情が生まれる．
　③ 職務満足度の減弱
・特に職業上の状況での現象を指すものであり，人生の他の分野での経験を説明するために適用されるべきでない．

出典：WHO. International Classification of Diseases 11th Revision. https://icd.who.int より筆者訳

表2.3.2　バーンアウトの3徴

① 情緒的消耗感（emotional exhaustion）
　仕事を通じて情緒的に力を出し尽くし，消耗してしまった状態．
② 脱人格化（depersonalization）
　患者に対する無情で非人間的な対応．
　自身を守るための防衛反応の1つ．
③ 個人的達成感（personal accomplishment）の低下
　職務に関する有能感や達成感が低下した状態．

仕事のために心のゆとりがなくなったと感じるなどがある。脱人格化は、人が変わったように周囲に対して攻撃的になったり、無関心になったり、思いやりのない態度を取ったりするなどがある。これらの3つはお互いに関連しており、情緒的消耗感の結果、脱人格化が起こるともされており、また、達成感が低下する中で、仕事に対してのモチベーションが下がり、さらに情緒的消耗感が強まる可能性もある。

2. 燃え尽きないために

共感疲労や燃え尽き症候群を予防するための対応方法を表2.3.3に示す。

まずそれらによって心身に起こりえる症状など支援者のメンタルヘルスについての一般的な知識を事前に知っておく必要がある。そして自分自身の健康状態を把握し、ストレス反応に伴う症状が認められる場合には、早めに休んだり、しっかり余暇を楽しんだり、睡眠や食事をしっかりとったりするなどして、自分自身をしっかりケアをすることが重要である。

1) バウンダリーを守る

バウンダリーとは「私」と「他者」の境界のことで、お互いの境界を尊重することで、相手に入り込みすぎないよう、お互いを守るものでもある。しかし、人間同士の境界は目に見えない曖昧なもので、相手を大切にすることと、自分を大切にすることに葛藤が生じることもある。

人と人との関係では、「相手のために何かをしてあげたい」という気持ちが強いほど、「自分が無理をしてしまう」ということが起こりやすくなる。しか

表2.3.3　燃え尽きを予防するための対応方法

・支援者側の心身に起こり得る問題を知る
・バウンダリーを守る
・自分の限界を認める
・セルフモニタリング，セルフケア
・同僚とのコミュニケーション
・スキルアップ
・自分自身の問題と向き合う
・コーピング
・職場満足度の向上

し，お互いを尊重し，守るためには「まだ話を聞きたいが，約束の時間が来たため，次の機会に続きを聞く」，「ここまでは話を聞くけれど，これ以上は踏み込まない」というような一定の境界を設け，意識することが大切である．

　バウンダリーの考えを知ることで，目の前で起きている問題に捉われず，自分自身を大切にしながら他者を大切にすることに意識を向けることができ，それによって関係性を長く維持することが可能となる．また，バウンダリーは自身の体調や環境，相手との関係によって変わるものであり，一度決めたからといって変えてはいけないというものではない．

　また自分と他者を意識するということは，自分自身の問題と相手の問題を区別するということでもある．必要以上に入り込みすぎないように，相手の話を聞く際にも，相手の話を聴き，寄り添うことは大切であるが，相手と同じ感情になる必要はないのである．例えば，相手が不満や怒りを表出した場合にも，その感情に同調する必要はなく，あくまでも相手の感情や状況を理解することが大切なのである．

　バウンダリーが守られていない時のサインを表 2.3.4 に示す．

2）自分の限界を認める

　がんに関わる支援者としては，看護師，医師，ケースワーカー，薬剤師，ピアサポーターなどがある．それぞれ専門性が高く，その専門性を生かした対応ができることが強みでもあり，それぞれ得意とする分野が違うのは当然のことである．相談内容は多岐にわたるため，すべての相談に対応できないことも十分あり得，自身で対応できない時には，他の同僚につなぐなどが必要となる．そういった際に，「自分自身が役に立たなかった」と支援者は思いがちであるが，そうではなく，自分のできること，できないことを事前に理解

表 2.3.4　バウンダリーが守られていない時のサイン

・支援を行う場を超えて相談に乗ってしまう
・相手の考えに同調してしまう
・相手の依頼を断ると自分を責めてしまう
・相手が悲しんでいると自分のせいではないかと思ってしまう
・相手と自分の意見が異なるとイライラする
・プライベートな時間でも，相手のことが気になって落ち着かない

3) セルフモニタリング，セルフケア

　共感疲労，燃え尽き症候群によって起きる症状だけでなく，ストレスによって起きる心身の反応（表 2.3.5）や，バウンダリーが守られていない時のサインなどが自分自身に起きていないかセルフモニタリングを定期的に行う．そして，いつもの自分と違うなと感じることがあれば，早めに休みをとったり，余暇活動の時間をとったり，睡眠や食事をしっかりとったりなど，セルフケアをしっかり行うことが大切である．リフレッシュの方法は，それぞれ個人にあった方法があり，前もって探しておいてもいいだろう．

　重大なストレスにうまく適応する力を高める方法として，米国心理学会が示している「レジリエンスを高める 10 の方法」についても紹介する（表2.3.6）．レジリエンスとは逆境，心的外傷体験，悲惨な出来事など重大なストレスにうまく適応する過程と定義されている．

4) 同僚とのコミュニケーション

　同じ体験をしている人に話を聞いてもらうことも役に立つ．チーム内で事例検討などカンファレンスを行うこともいいが，休憩時間のちょっとしたコミュニケーションもとても大切である．同僚との間でしっかりコミュニケーションを行うことは職場環境の向上にもつながり，共感疲労やバーンアウトを予防することも指摘されている．

表 2.3.5　ストレスによって起きる心身の反応

自分で感じる症状	身体に出る症状
・憂うつ，気分が重い，気分が沈む，悲しい，イライラする元気がない ・眠れない，集中力がない，好きなこともやりたくない，細かいことが気になる ・大事なことを先送りにする，物事を悪い方へ考える，決断が下せない ・悪いことをしたように感じて自分を責める，死にたくなる	・食欲がない，便秘がち，身体がだるい，疲れやすい，性欲がない，頭痛，動悸 ・胃の不快感，めまい，喉が渇く

表 2.3.6　レジリエンスを高める 10 の方法

1. 人とのつながりを作る
2. 危機を乗り越えられない問題と捉えない
3. 変化は生きる上での一部分として受け入れる
4. 目標に向かって取り組む
5. 決断し行動する
6. 自己発見の機会を探す
7. 自己肯定感を育む
8. 物事について長期的な視点を持って考える
9. 希望的な見通しを維持する
10. 自分自身を大切にする

出典：American Psychological Association. The Road to Resilience. https://advising.unc.edu/wp-content/uploads/sites/341/2020/07/The-Road-to-Resiliency.pdf（2024 年 9 月 30 日アクセス）

5）職場満足度の向上

　先に示したように同僚とのよいコミュニケーションは職場環境の向上につながるが，それ以外にも，自分自身の仕事をわかりやすく評価してもらえること，適切な業務量を与えられることなども満足度に関連する．また仕事の選択に対して自己決定権が尊重され，仕事に意義を見いだすこともバーンアウトの予防につながるとされている．

参考文献

1 ）Vachon MLS, Butow PN. Oncology Staff Stress and Related Interventions. Psycho-Oncology 3rd ed., Oxford University Press. 2015.
2 ）Hochschild AR. The Managed Heart-Commercialization of Human Feeling 1st ed. The University of California. 1983.
3 ）Figley CR. Compassion Fatigue: Coping With Secondary Traumatic Stress Disorder In Those Who Treat The Traumatized. Routledge. 1995.
4 ）Cocker F, Joss N. Compassion Fatigue among Healthcare, Emergency and Community Service Workers: A Systematic Review. Int J Environ Res Public Health. 2016; 13: 618-635.
5 ）van Mol MMC. The Prevalence of Compassion Fatigue and Burnout among Healthcare Professionals in Intensive Care Units: A Systematic Review. PLoS One 2015; 10: e0136955.
6 ）Stamm BH. Measuring compassion satisfaction as well as fatigue: Developmental history of the Compassion Satisfaction and Fatigue Test. Treating Compassion Fatigue. Routledge. 2002.
7 ）Freudenberger HJ. Staff Burn-Out. J Soc Iuuses. 1974; 30: 159-165.
8 ）Maslach C, Jackson SE. Maslach burnout inventory manual (2nd ed.). Consulting Psychologists Press. 1986.

3章
患者へのサポート

◆ 3.1 節　包括的アセスメント

1. AYA 世代がん患者の特徴とニーズ

　AYA 世代は，人間が生まれてから最期を迎えるまでのライフサイクルの中で生物学的，精神的，社会的に最も大きな変化を遂げる時期である．これらの要素が個人によって様々なバランスで発育・成長するために，個別性の高い集団といえる．

　AYA 世代のうち，特に思春期（一概に年齢で区切れないがおよそ 10 代〜20 代前半くらいまで）は，精神面ではアイデンティティ（自分らしさ）の確立が課題であり，社会的にも親や家庭から自立していく時期である．子どもから大人への移行期にあたり，非常に不安定な時期でもある．この時期は，家庭から自立する時期とはいえ心理的にも経済的にも家族との結びつきが強い世代である．依然として親の影響を受けている時期であり，親の特性や家庭背景も患者ごとに大きく異なる．医療の面では，治療の過程で不安や苦悩が，医療者側からみると不適応行動（家族・医療者に当たる，ケアの拒否，治療意欲が低い，など）として現れる場合もある[1]．従って，本人のみならず家族，関わる医療者に対しても AYA 世代特有の心理的支援が必要となってくる．

　さらに，就学，就職，恋愛，結婚，出産など様々なライフイベントに直面する年代であり，がんを抱えながらこれらのイベントを乗り越えるためには AYA 世代特有の課題（妊孕性の問題，就学・就労における課題，経済的な問題など）が存在する．この世代は一般的に最も死亡リスクが低い年齢層にあり，この世代でがんに罹患し，ライフプランを見直さざるを得なくなる患者が経験する精神的苦痛の大きさは計り知れない．

AYA 世代の同じ年齢であっても，自立の度合いや家庭や社会における役割や環境，社会・経済的状況，ライフプランは患者それぞれで異なる．従って，生物学的，精神的，社会的な成熟段階の程度は個々で異なり，直面する課題は様々である．

2．推奨される対応
1）課題の整理とニーズの把握

このように，AYA 世代のがん患者は，疫学上，腫瘍生物学上のみならず，生物学的，精神的，社会的に，小児期および成人期とは異なる特徴や特有の課題を有している．このような特徴・課題に対応しながらケアを行うためには大きく 2 つ，① 子どもから大人への移行期（思春期）の課題，② AYA 世代特有の課題に整理してアプローチを検討すると対応しやすい[2]（図 3.1.1）．

これらのアプローチを可能にするには，疾患の治療だけでなく AYA 世代のがん患者を多方面からサポートすることが必要となり，早期からの多職種連携・チーム医療が欠かせない．従って，AYA 世代のがん患者が来院した場

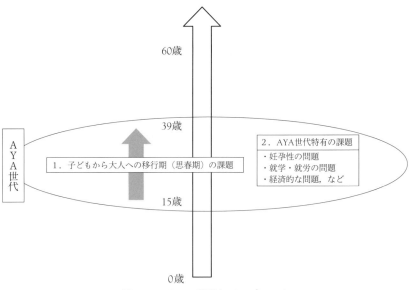

図 3.1.1　2 つに整理してアプローチ

合，早期から医師だけでなく多職種が関与しながら診療する体制を確立することが望ましい．また，自施設の利用可能なリソースを検討し，自施設で対応困難なニーズに対しては，他の医療機関や外部の様々な支援団体・支援職と連携することが重要である．

AYA 世代の特徴を捉え，理解し対応しようと歩み寄っても，患者それぞれに異なる課題に直面させられるため，また，健康な同世代の医療者が，患者に関わる際に罪悪感が生じることもあり，近寄りがたい存在に感じてしまうことも少なくない．しかし，患者それぞれの背景について情報収集や評価を行うことで，多様性のある患者の理解が可能となる．AYA 世代の一般的なニーズについて十分に理解した上で，臨床現場では個々の患者のニーズに応じたきめ細やかな対応を行う必要がある．

2）経過と患者背景の確認

AYA 世代の患者には，がん診断後のできるだけ早い時期に患者背景を確認すること，まず身体に異変を感じてからがんと診断されるまでの経過，告知後の現在の状態について，じっくりと時間をとって聞くことが大切である．

また，AYA 世代は特にプライベートで繊細な話題を話すことに抵抗を感じる場合もあるため，十分に守秘義務に配慮する必要がある．話したくないことは話さなくてもよいことを事前に伝え，面談終了時に治療チームで情報共有してよいかを確認することも大切である．このプロセスが丁寧に行われなければ，患者は安心して医療者に自身の状況を伝えることができない．

可能であれば，家族関係，友人関係，パートナーとの関係，現在ストレスに感じていること，家庭での過ごし方に加え，患者の強みやコーピングスタイル（ストレスへの対処行動），趣味（気晴らし），得られるサポートなどについて確認する．これらの情報は，特に治療の過程で困難な状況に陥った際に役立つことがある[3]．

3）家族の支援

前述のように，AYA 世代は家族の支援が欠かせない．患者の了承を得た上で，家族からも受診後のできるだけ早い段階で，患者のこれまでの生育状況

や性格特性，家族として心配なことや困っていることを聞いておくことが望ましい．このプロセスも単なる情報収集にとどまらず，家族との信頼関係・顔の見える関係の構築に役立つ．

患者・家族は病気や治療のこと以外で悩んでいても相談できない場合があり，病気や治療のこと以外の悩みごとも相談しやすい関係作りが重要である．「患者」としてだけでなく，がんという病気に立ち向かっている個人・家族を理解しようという姿勢でいることが，信頼関係の構築に役立つ．

また，AYA世代の患者は同世代の患者と出会う機会が乏しいため，可能であれば同世代の患者同士の交流の場を提供し，節目となる大事な社会的行事（入学式，卒業式など）には可能な限り参加できるよう支援する[3]．

3. 精神心理的苦痛とニーズに関するスクリーニング

個別性が高く多様なニーズを有するAYA世代のがん患者を支援するためには，包括的にアセスメントすることが大切であり，スクリーニングツールが役に立つと考えられる．

ここでは，国立がん研究センター中央病院のAYAサポートチームが，日本人のAYA世代がん患者を対象に開発したスクリーニングツールを紹介する（図3.1.2）[4]．このスクリーニングツールは，つらさの寒暖計（0〜10点：0が「全くつらさはない」，10点が「最高につらい」）と問題リストから成り，問題リストは「身体的な問題」（22項目），「家族に関する問題」（6項目），「日常に関する問題」（12項目），「気持ちに関する問題」（8項目），「スピリチュアル／宗教的な懸念」（1項目），の計49項目から成る5つのカテゴリーで構成されている．

AYA世代がん患者の精神心理的苦痛の緩和を目的とし，「AYA世代がん患者の精神心理的支援プログラム」[5]を開発した．このプログラムでは，前述のツールを用いたスクリーニングにより，AYA世代がん患者のニーズを早期に拾い上げ，ニーズに応じて多職種が支援する．施設によりAYA支援に当たるリソースが異なるため，国内の8つのがん診療連携拠点病院それぞれの施設のリソースに合わせたニーズに対する支援フローを作成している．支援フローの一例として国立がん研究センター中央病院のフロー図を図3.1.3に示

つらさの寒暖計と問題リスト

つらさの寒暖計

今日までの1週間、あなたが感じてきたつらさを表す数字（0-10）に丸を付けてください。

つらさの寒暖計

最高につらい

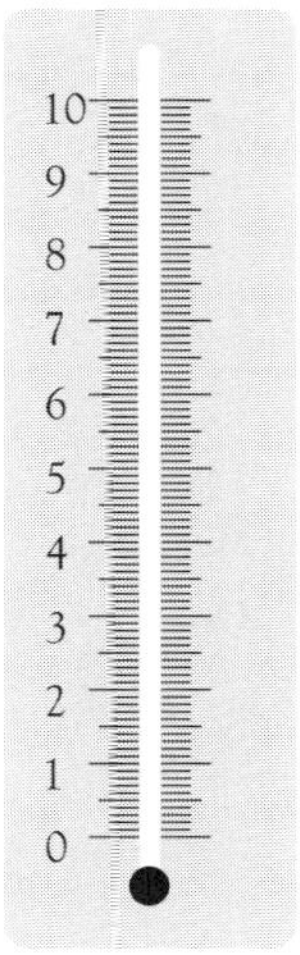

10
9
8
7
6
5
4
3
2
1
0

つらさはない

問題リスト

下記の中で、今日までの1週間、あなたにとって気になったことに対し、「はい」または「いいえ」でお答えください。

身体的な問題 （はい いいえ）
- 容姿（見た目、外見）
- 入浴／みじたく
- 呼吸
- 排尿に関する変化
- 便秘
- 下痢
- 食べること
- 消化不良
- 疲れ
- むくみ
- 発熱
- 日々の活動
- 記憶／集中力
- 口の痛み
- 吐き気
- 鼻の乾燥／鼻づまり
- 痛み
- 性に関すること
- 皮膚の乾燥／かゆみ
- 睡眠
- 手足のしびれ
- 処方薬以外の薬の使用

家族に関する問題 （はい いいえ）
- 親との関わり
- 子どもとの関わり
- パートナーとの関わり
- その他の家族との関わり
- 子どもはできるのか
- 家族の健康面・精神面

日常に関する問題 （はい いいえ）
- お金に関すること（治療費、生活費、保険など）
- 移動手段に関すること（通院、通学、通勤など）
- 仕事／学校
- 治療の選択
- 病気・治療の情報
- 相談相手／相談環境
- 大切な予定／行事
- 医療者との関わり
- 家族以外との関わり
- 入院生活
- 育児
- 家事

気持ちに関する問題 （はい いいえ）
- 気持ちの落ち込み
- 不安
- イライラ
- 恐怖心
- 緊張感
- 悲しみ
- 心配
- 普段の活動に興味を持てない

スピリチュアル・宗教的な気がかり （はい いいえ）

その他困っていること：
_____

国立がん研究センター 中央病院
National Cancer Center Hospital

図3.1.2 AYA世代がん患者のスクリーニングツール（がん対策推進総合事業）「AYA世代がん患者に対する精神心理的支援プログラムおよび高校教育提供方法の開発と実用化に関する研究」班作成 AYA世代がん患者への精神心理的支援プログラムマニュアル.

出典：令和1-3年度厚生労働科学研究費補助金

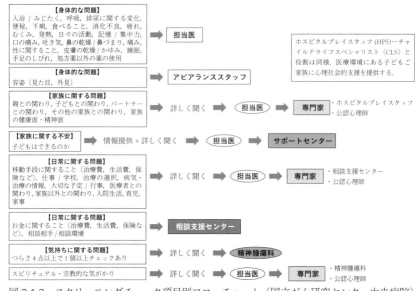

図 3.1.3　スクリーニングチェック項目別フローチャート（国立がん研究センター中央病院）
出典：令和 1-3 年度厚生労働科学研究費補助金（がん対策推進総合研究事業）「AYA 世代がん患者に対する精神心理的支援プログラムおよび高校教育の提供方法の開発と実用化に関する研究」班作成　AYA 世代がん患者への精神心理的支援プログラムマニュアル．

す．

　文献 6 では，8 施設計 361 名の AYA 世代がん患者がスクリーニングに回答した．スクリーニング率は 90.3 ％と高い実施可能性が示された．問題リストに示されたニーズ（チェック項目）をカテゴリー別に示す．「身体的な問題」が最多で（244/361，67.6 ％），次いで「日常に関する問題」（196/361 名，54.3 ％）であった．ニーズの詳細を次に示す．上位から順に「仕事／学校」（130/361，36.0 ％），「不安」（123/361，34.1 ％），「痛み」，「心配」（共に 105/361，29.1 ％），「病気・治療の情報」（94/361，26.0 ％）と続いた．

　この結果から，① まず痛みを始めとする身体的な問題を適切にアセスメントし症状緩和に努めること，② 不安や心配に思っている内容を把握して心理的なケアを行うこと，③ 仕事や学校を含む日常生活に関する悩みがないかを聞いておくこと，④ 病気や治療の情報に関する悩みがないかと聞いておくことが大切であると考えられた．

ニーズに関する情報は，通常の診察や面談などの限られた時間の中だけでは把握することは困難だが，スクリーニングツールを用いることにより患者の気持ちのつらさの程度とニーズを網羅的に把握し支援につなげることが可能となる．

厚生労働科学研究で行われた AYA 世代のスクリーニングツールを用いた多職種支援プログラムでは，対象患者 361 名のうちスクリーニング率は 90.3 ％と高い実施可能性が示され，つらさの寒暖計の得点およびチェック項目数（ニーズの数）は支援プログラムの介入前後で有意に減少したことが報告されている[6]．従って，本研究班の結果から，このようなスクリーニングを用いた多職種支援が AYA 世代のつらさやニーズの軽減に役立つことが示唆される．

4．包括的アセスメントの実際

1）AYA 世代がん患者に対する精神心理的支援プログラム

支援プログラム[5]は，主に看護師がスクリーニングを実施し，AYA 世代がん患者のニーズを早期に拾い上げて必要な支援の評価を行う．そして，各施設のリソースに合わせて作成した支援フローに基づいて，多職種と連携しながら AYA 世代がん患者を支援するプログラムである（図 3.1.4）．

スクリーニング後の支援の内容として，スクリーニング後の支援であるプライマリケア（初期対応），セカンダリケア（二次対応）を行う主な職種とその役割を以下に示す．

プライマリケアでは，主に看護師がスクリーニングを実施し，AYA 世代がん患者のニーズを早期に把握し，必要な支援に関する情報提供を行う．また，AYA 世代がん患者の了承を得たうえで，得られた情報をプライマリケアチーム間で共有する．専門家の介入が必要なケースは，早期に専門家の支援につなげる．

セカンダリケアで AYA 世代の支援に携わると良い専門家の主な職種として，認定／専門看護師，心理職，医療ソーシャルワーカーが挙げられる．認定／専門看護師は，AYA 世代がん患者や家族に対して包括的な支援が行えるよう，情報共有や多職種との連携の中心的な役割を担う．日々の関わり方や

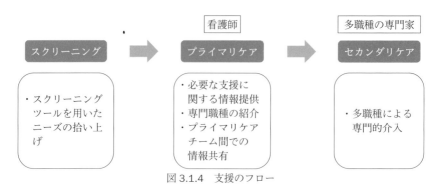

図 3.1.4　支援のフロー

治療上の意思決定支援やセルフケア支援などの直接的なケアだけでなく，プライマリケアを行う看護師の後方支援や教育的な関わりも行う．

　心理職は，プライマリケアで緩和されないような心理的苦痛に対してケアを行う．AYA 世代がん患者家族の心理的ケアのみならず，AYA 世代がん患者家族と医療者間の関係調整や支援する医療者への心理ケアの役割も担う．

　医療ソーシャルワーカーは，経済的な問題，社会制度の利用に関する情報提供，就労支援，就学支援，療養環境調整などの役割を担う．

　上記以外にも，各施設のリソースに応じて様々な専門家が支援に関わることが望ましい．

2) スクリーニングを用いた支援の例

　国立がん研究センター中央病院の AYA サポートチームの例を示す[7]．国立がん研究センター中央病院の AYA サポートチームは，2015 年 10 月より乳腺・腫瘍内科（現・腫瘍内科）に入院中の AYA 世代のがん患者を対象に，AYA 世代のがん患者の心理社会的支援を行いたいという医師，薬剤師，病棟看護師，心理職，管理栄養士，ホスピタルプレースタッフなどの有志らが集まり，定期的に勉強会や情報共有のミーティングを開始したのがきっかけで立ち上がった．その後，緩和ケアチームを中心に組織横断的に支援活動の場を広げ，現在は院内全体に支援体制を構築している．

　AYA 世代のがん患者の初診時あるいは入院時を中心に，スクリーニングツールを用いてニーズを早期に拾い上げ，多職種で必要な支援を行っている．

病棟，外来，通院治療センターなど各セクションで週1回程度ミーティングを実施し，スクリーニングの内容や必要な支援などの情報共有を行っている．3カ月に1回の頻度で院内全体のミーティングを実施しており，① スクリーニングの実施状況，② 必要時に専門職につなげることができているか，③ カンファレンスの実施状況，④ 困りごと，⑤ 未成年の子どもを持つ患者・家族への対応などについてディスカッションを行っている．

　AYAサポートチームの特徴として，タブレット端末を用いたスクリーニングシステムの活用が挙げられる．タブレット端末と電子カルテが連動しており，患者が入力したデータをリアルタイムに情報共有することができ，タイムリーで速やかな支援の導入を行っている[8]．最初に看護師が患者のニーズの拾い上げと必要な支援に関するアセスメントを行い，身体的な悩みについては主治医・担当医に，就学・就労や療養に必要な支援制度に関する相談についてはがん相談支援センターのがん専門相談員（看護師や医療ソーシャルワーカー）に，気持ちの落ち込みや不安については患者のニーズに応じて精神腫瘍科や心理職に紹介を行う．妊孕性に関する悩みに関しては，院内に生殖機能温存を行う診療科がないことから，リプロ（リプロダクティブヘルス）支援チームが院内の窓口となり近隣の聖路加国際病院と連携しながら支援を行っている．国立がん研究センター中央病院では，入院するがん患者の約4人に1人が，未成年の子どもを子育て中であると推定される．未成年の子どもがいるがん患者の抱える気がかり（子どもへの伝え方や親子の関わりの変化など）については，医師・心理師・看護師・医療ソーシャルワーカーを含めた多職種チーム PC-Panda（Parents with cancer and Children Support-Professionals and associates）を紹介する．PC-Panda では，病気や治療場面における不安の軽減や親子間の関わりの促進に努め，支援を行っている

　がんやがん治療による外見の変化と，それがもたらす生活上の困りごとや周囲の人との付き合い方の悩みについてはアピアランスケアスタッフに紹介する．患者が利用できる社会資源について情報提供を行うために，スクリーニングツールが助けになる．スクリーニングツールに関する医療者の感想として，「ニーズがなさそうに見えても，意外なところにニーズがあることがわかった」，「スクリーニングを経時的に行うことで，ニーズが変化しているこ

とが把握できた」,「『妊孕性』『家族に関すること』など聞きづらい質問がツールに項目があることで（チェックがなくても）聞きやすくなった」といった内容が挙げられている．これらの感想から，スクリーニングツールがニーズの早期把握のみならず，AYA 世代のがん患者とのコミュニケーションのきっかけとしても活用できると考えられる．

　また，2016 年 5 月より患者サポートセンターで月に 1 回 AYA 世代のがん患者同士の交流・情報交換の場として院内のピアサポート「AYA ひろば」を運営している．コロナ渦で対面での実施が困難な状況においてはオンラインで開催し，現在は対面とオンライン参加を融合したハイブリッド形式で運営している．AYA ひろばは，「病院の中にいながら『日常』を感じられる場所」として，同世代の仲間と自身が話したいことを自由に話せる場として機能している．同世代の患者同士で気持ちを分かち合い，様々な考え方に触れることが病気や治療と向き合うきっかけとなる患者も少なくない．

　さらに，東京都立墨東特別支援学校小・中・高等部の分教室が小児病棟内にあり，高校生もがん治療中の学業継続が可能である．国立がん研究センター中央病院は思春期世代に対する臨床試験・治験を実施していることから，全国から患者が治療のために入院する．そのため前籍校への登校が困難になることが多いが，院内学級で学習を継続することにより高校卒業や進学が可能となっている．

　このように，AYA 世代のがん患者が病気や治療と上手に付き合いながらも彼らの大切な日常が守られるよう，多職種で連携して包括的かつ個別性の高い支援を行っていくことが大切である．

5. 多職種連携の必要性

　AYA 世代がん患者の多様で，個別性の高いニーズに対応するには，包括的かつ個別性の高いアプローチが必要となるため，医師のみでは十分な対応は到底できない．また，特定の職種だけですべてのニーズに応えることもできない．昨今，チーム医療や多職種連携の必要性はどの医療分野においてもその重要性が強調されているが，AYA 世代がん患者の支援においてはより一層重要といえる．

3.1節　包括的アセスメント

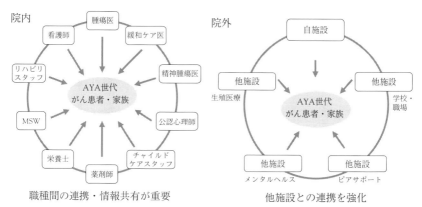

図 3.1.5　院内外の連携を強化

　前述のように，AYA 世代の対応は，まずは主治医や担当の看護師によるプライマリケアが重要である．しかし，対応が困難な多様なニーズに対しては，AYA 世代に対応できる専門家（認定／専門看護師，公認心理師，スクールカウンセラー，ソーシャルワーカー，精神保健福祉士，精神腫瘍医など）と連携して対応することが望ましい．また，自施設で利用可能なリソースを明確にし，対応困難なニーズに対しては，他の医療機関や外部の様々な支援団体・支援職と連携することが重要である（図 3.1.5）．このような院内外の連携を強化することが，AYA 世代がん患者に対する包括的かつ個別性の高い支援につながる．

参考文献
1）平山貴敏，小林真理子，清水研.【各論】1 心理・精神面. AYA 世代がんサポートガイド. 平成27-29 年度厚生労働科学研究費補助金（がん対策推進総合研究事業）「総合的な思春期・若年成人（AYA）世代のがん対策のあり方に関する研究」班 編. 金原出版, 2018; 54-55.
2）平山貴敏，清水研.【尿路性器がん患者の長期フォロー】精巣腫瘍を含む AYA 世代のがん患者に対する心理社会的問題と支援（解説）. 泌尿器外科 2018; 31: 1625-1629.
3）CanTeen Australia. Adolescent and Young Adult Oncology Psychosocial Care Manual. CanTeen-Australia, 2021
4）Hirayama T, Fujimori M, Yanai Y, et al. Development and evaluation of the feasibility, validity, and reliability of a screening tool for determining distress and supportive care needs of adolescents and young adults with cancer in Japan. Palliat Support Care. 2023; 21: 677-687.
5）令和 1-3 年度厚生労働科学研究費補助金（がん対策推進総合研究事業）「AYA 世代がん患者に

対する精神心理的支援プログラムおよび高校教育の提供方法の開発と実用化に関する研究」班作成　AYA世代がん患者への精神心理的支援プログラムマニュアル.

6）Hirayama T, Fujimori M, Ito Y, et al. Feasibility and preliminary effectiveness of a psychosocial support program for adolescent and young adult cancer patients in clinical practice: a retrospective observational study. Support Care Cancer. 2023; 31: 146.

7）平山貴敏. 編集委員会企画 AYA支援チーム紹介 国立研究開発法人 国立がん研究センター中央病院.　AYAがんの医療と支援　2024; 4: 26-28

8）Hirayama T, Ishiki H, Yanai Y, et al. Feasibility of an Electronic Patient-Reported Outcome Tool for Screening Distress and Supportive Care Needs of Adolescents and Young Adults with Cancer. J Adolesc Young Adult Oncol. 2024; 13: 138-146.

◆ 3.2 節　精神医学的問題

1.　AYA 世代がん患者の気持ちのつらさ

　AYA 世代がん患者には多種多様なアンメットニーズがあることが知られている．国内のアンケート調査においても，頻度の高いアンメットニーズとして「再発／進行への恐怖」，「抑うつ」，「不安」，「近親者への心配」，「悲しさ」，「将来に対する不確実さ」などの心理的なニーズが報告されている[1]．

　心理的なニーズが満たされないと，気持ちのつらさや不安につながる．実臨床の診療録を用いた国内の観察研究においても AYA 世代がん患者の 3 割がつらさの寒暖計（distress thermometer：DT）が 4 点以上の気持ちのつらさを報告し，スクリーニングツールを用いたチェック項目のうち「不安」が最多であった[2]．

　国立がん研究センター中央病院の AYA 世代がん患者 945 名を対象とした観察研究によると，メンタルヘルスケアの利用率は 18 %（170/945 名）であった．メンタルヘルスケアの利用との関連が示唆された背景因子は，年齢 15〜19 歳，女性，泌尿器がん，婦人科がん，骨・軟部組織がん，頭頸部がん，ステージ II 〜IV であり，治療関連因子としては，緩和治療，化学療法，造血幹細胞移植との関連が示唆された[3]．

　このように，AYA 世代がん患者は気持ちのつらさや不安を抱えており，我々医療者は正常の心理反応から専門的な対応が必要な精神症状まで幅広い症状に遭遇する．従って，それらの概要と適切な対応を理解しておく必要がある．

2.　AYA 世代がん患者のうつ病・適応反応症の疫学

　がん患者の約半数に何らかの精神的問題が認められ，中でもうつ病と適応反応症の頻度が高いことが知られている[4]．がん・緩和領域におけるうつ病，適応反応症の有病率に関するメタ解析によると，うつ病 16.5 %，適応反応症 15.4 %であった[5]．国内の有病率調査では，がん種や病期により異なるものの，うつ病が 3 〜 12 %，適応反応症が 4 〜 35 %に認められている[6-8]．AYA

世代がん患者のうつ病，適応反応症の正確な有病率は不明であるが[9]，国立がん研究センター中央病院の AYA 世代がん患者のデータではうつ病が1.2 %，適応反応症が 8.2 %という報告があり[3]，がん患者全体と比較してや や少なめか同水準の有病率ではないかと考えられる．AYA 世代がん患者の心理的苦痛の有症率が 55.3 %であったという報告もあり，うつ病や適応反応症の診断はつかないが心理的苦痛を抱えている患者の割合は大きい．国内の大規模レセプトデータベースを用いたコホート研究では，AYA 世代のがん患者は健常な同世代の患者と比較してうつ病のリスクが約 3 倍も高かったという報告もある[10]．

　うつ病や適応反応症は，それ自体が強い精神的苦痛となるだけでなく，がん患者の QOL の全般的な低下[11]や抗がん治療に対するアドヒアランスの低下[12]，入院期間の長期化[13]，家族の精神的負担の増大[14]，予後の増悪[15]，自殺[16]などにも関連するため，適切に対応する必要がある．

　我が国においては，AYA 世代は死因の中で自殺の割合が非常に多い世代である．さらに，米国の Surveilance, Epidemiology, and End Results（SEER）データベースを用いた 1975 ～ 2016 年の後ろ向き解析の結果[17]によると，500,366人の AYA がん患者の中で 922 人（0.18 %）が自殺しており，これは同世代一般集団の 34 倍の自殺率であった．この結果からもわかるように，AYA 世代がん患者の自殺による死亡は同世代一般集団と比較して高く，医療者は自殺への認識を高め，適切な心理社会的介入を行う必要がある．

3. 精神医学的問題へのアプローチ

　がん告知などの衝撃的な悪い知らせを聞くと，患者は頭が真っ白になり，強い不安や抑うつ，怒り，混乱，絶望感などが出現することがある．これから未来に向かって夢を抱き，大きく羽ばたいていこうとする AYA 世代においては，その衝撃は計り知れない．大抵は 1 週間から 10 日程度でこの状態は改善し，現在の新たな状況に適応し始める．しかし，2 週間を経過しても強い不安や抑うつが続き，仕事や家事が手につかないなど日常生活に支障を生じている場合は，うつ病や適応反応症が疑われる．以下では，正常の心理反応，適応反応症，うつ病に分けて，それらの概要と望ましい対応を記述する．

1) 正常の心理反応

　免疫チェックポイント阻害薬を含め抗がん治療が著しく進歩し，がん罹患後の生存率が大幅に改善された現代においても「がん」イコール「死」と捉える患者は少なくない[18]．AYA 世代においては，就学，就労，恋愛，結婚，出産など重要なライフイベントの真っただ中にいるため，健康な人であれば当たり前に経験するようなこれらのイベントに大きな影響を及ぼす．前述のように，がん告知などの悪い知らせ（bad news）を聞くと，多くの患者は最初頭が真っ白になり，強い不安や抑うつ，怒り，混乱，絶望感などを感じる．これは悪い知らせの後の正常な心理反応である．

　こうした状況でも，患者は家族や友人など周囲の支えや時間経過によって，少しずつ気持ちが落ち着き，新たな状況に適応していくことができる．AYA世代は，成長著しい世代で柔軟性もあるため，他の世代よりも適応力のある患者も少なくない．従って，我々医療者は患者の適応力・回復力を信じつつ，患者のつらい気持ちに思いを寄せながら寄り添うことが大切である．

　一方で，自殺のリスクは常に頭の中に入れておく必要がある．AYA 世代に限らないが，がん罹患後から 1 年以内の自殺率は，一般集団の約 24 倍という国内の報告[19]もあり，この時期には特に注意が必要である．患者によっては気持ちの落ち込みや不安を感じていても，医療者の前では気丈に振る舞って直接訴えない場合がある．特に，AYA 世代はこうした状況であっても非常に淡々と過ごしていることや，いつもと変わらず明るく過ごしていることも少なくない．実際に支援を必要としない場合もあるが，笑顔がみられず表情が固い，眠れない，原因が明らかでない身体症状を訴えるなどが「適応反応症やうつ病の最初の兆候」となることもある．少しでも気になる兆候があれば，患者が気がかりに思っていることがないか医療者側から確認することが大切である．

2) 不安に対するケア

　患者が気持ちの落ち込みや不安を訴えた場合，まずは実際に何がつらく，不安と感じているのか丁寧に聞いていくことが大切である．最初に「何か気がかりなことはありませんか？」と開かれた質問（open question）を用いて

患者の不安の内容を確認する．そして，患者の話を丁寧に確認しながら，不安の内容を2つに整理していくことがポイントである（図 3.2.1）．不安は大きく「解決できる現実的な不安」と「解決できない不安（漠然とした不安）」に分けられる．不安の内容が解決できる現実的な不安であれば，必要な情報提供を行うなどして問題解決に取り組むために支援を行う．一方，解決できない不安（再発への不安，将来に対する不安など）に対しては，支持的に傾聴すること，不安と上手に付き合っていく方策（時間の過ごし方や気分転換の方法など）を一緒に考えていくことが大切である（図 3.2.1）．不安の内容が具体化すること，そのプロセス自体が不安の軽減につながる．

　がん告知後や初期治療の時期は特に，これまで体験したことのない状況に見通しが持てず今後の病状や治療に対する不安を抱える患者も少なくない．このような患者の不安を批判，解釈することなく受容し，出来る限り理解しようと努めながら支援する．そのためには医療者の価値観を押し付けることなく，患者の個別性を尊重し，患者のこれまでの，そして現在の生活背景を十分に傾聴することが大切である．

　ここで注意が必要な点がある．医療者は患者に最善を尽くそうという思いが強くなり過ぎてしまいそれが結果的には患者の負担につながることも少なくない．特にAYA世代と同年代の医療者は知らないうちに過度に感情移入し

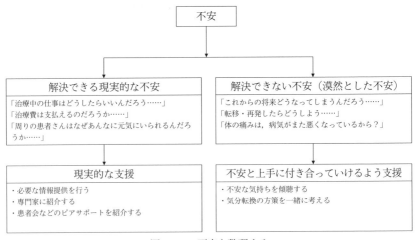

図 3.2.1　不安を整理する

てしまうこともある．従って，医療者は時に俯瞰的に自身の立ち位置や姿勢を省みる必要がある．患者への関わりについて他の医療者と議論することはその一助となり，病棟カンファレンスや多職種カンファレンスが役立つ．また，どうしても我々医療者は病気や治療のことばかりに話題を集中させてしまう傾向がある．できる限り患者本人に関心を持って，日常生活のことや趣味，気晴らし，交友関係や大切にしているものなど，温かい雰囲気でそれらの話題にも触れられると信頼関係の構築につながる．

　不安を訴える患者の中には，がん罹患後にそれまで行っていた趣味や生きがいにつながるような行動を自らやめてしまい，活動抑制的な生活を送ることで結果的により不安にとらわれた生活に陥っているケースが少なくない．

　このような状況の患者に対して，非専門家の医療者でも簡便に実施できるカウンセリングの1つに行動活性化療法がある．行動活性化療法は，病気になったことで諦めざるを得なかったことや，投げ出してしまったことなど患者自身の人生において大切にしたいもの（価値）に着目する．自身にとっての「価値」とは何か，どんなことに時間を使い，どのように日常生活を過ごしたいのかを明確にする．そして，そのために今できる具体的な事柄に関する話し合いを通して，生活の喜びや充実感を取り戻すことを目指す．

　行動活性化療法は，がん患者への気持ちの落ち込みに対して海外で有効性が示されており[20]，国内でも行動活性化療法ががん患者の不安や気持ちの落ち込みに対して有効である可能性が示唆されている[21,22]．がんに罹患することで，病気の不安や心配にとらわれたままでいると，不安や落ち込みから活動性の低下や活動の回避が引き起こされる．こうなると，一時的には嫌な体験を避ける，安心感を得ることになるが，結局つらいことばかりだと感じるようになり，人生や自己に対する価値が低下する．すると，否定的情報にばかり注目してしまうようになり，ますます不安や落ち込みが悪化する．行動活性化療法では，病気への心配を直接的に扱うのではなく，病気にとらわれた閉じこもりがちな生活様式の改善に焦点を当てて悪循環を断ち切り，本来できるはずの生活と活動抑制的な現在の生活の溝を「体験的に」埋めていくことが，不安や落ち込みの改善につながり，最終的には生活の質（QOL）の改善につながることが期待される（図3.2.2）．

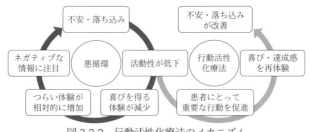

図 3.2.2　行動活性化療法のメカニズム

　AYA 世代はもともと活動的で活力のある世代である．従って，仕事，趣味，パートナー，子ども，家族など患者個々によって異なる価値を明確にし，病気や治療のことばかりではなく「価値に基づいた生活」を送れるよう支援することがより大切な世代であると考えられる．

3）適応反応症

　適応反応症の診断は，米国精神医学会の診断基準 DSM-5 の診断基準を用いるのが一般的である[23]．適応反応症は，はっきりと確認できるストレス因に反応して気分の落ち込みや不安などの症状が続き，日常生活に著しい支障をきたしているが，うつ病の診断基準は満たさない状態である．

① 適応反応症の対応

　基本的には，「正常の心理反応」と同様に支持的な対応を心がけることが大切である．しかし，「正常の心理反応」では時間経過の中で自然に回復していくが，適応反応症は回復までの時間が遷延し，不安や気持ちの落ち込みにより日常生活に支障を来す期間が長くなる．まずは気分の落ち込みや不安の契機となったストレス因を同定して，それを緩和・除去すべく患者と相談しながら調整（環境調整）することが重要である．例えば，抗がん治療と仕事の両立が負担になっている場合は職場の上司や産業医などと相談して業務量を軽減する，休職するなどが挙げられる．しかし，がんに罹患したこと自体，あるいは抗がん治療とそれに付随する副作用がそのストレス因になっていることも多く，環境調整は容易ではない．さらに，AYA 世代においてはこれまで当たり前のように送れていた様々な社会生活への支障も大きく，環境調整が困難なことも少なくない．環境調整や支持的な関わりのみでは，不安で落

ち着かない，眠れない，といった症状が改善しないような場合には，薬物療法を検討する必要がある．

② 適応反応症の薬物療法

不安に対しては，即効性のある抗不安薬（アルプラゾラム，ロラゼパムなど）を用い，効果が不十分であれば抗うつ薬の使用も検討する．向精神薬に抵抗を示す患者も少なくないが，予期性悪心・嘔吐に対してロラゼパム[24]，アルプラゾラム[25]が有効であることが報告されており，これらの薬剤は抗がん剤治療中に悪心や嘔吐の予防に対して用いられる．従って，「抗がん剤治療中の悪心や嘔吐の予防にも用いられる薬である」ことを説明することで，向精神薬に抵抗のある患者も受け入れやすい可能性がある．

若年とはいえ，全身状態の悪い患者に抗不安薬を使用する場合にはせん妄の出現に注意する．抗不安薬の開始とせん妄の出現に時間的な相関関係がある場合には，速やかに中止する必要がある．

また，抗不安薬の投与を漫然と続けることで依存が生じるおそれがあるため，症状が軽快したあとは速やかに漸減・終了することが重要である．

不安時の頓用薬を1日3回以上使用するような場合は，がんによる神経障害性疼痛に効果があるクロナゼパム[26]，抗がん剤による悪心の予防に効果があるオランザピン[27]が選択肢になる．ロフラゼプ酸エチルも抗不安薬として選択肢ではあるが，クロナゼパムの方が半減期が短いため，眠気が生じにくいという利点がある．向精神薬に抵抗を示す患者に対してはクロナゼパムは「疼痛に対して用いられる」こと，オランザピンは「悪心の予防に用いられる」ことを説明すると，受け入れやすい可能性がある．

抗不安薬を中心に薬剤調整を行っても改善が乏しい場合は，選択的セロトニン再取り込み阻害薬（selective serotonin reuptake inhibitor：SSRI）などの抗うつ薬を検討する．エスシタロプラムは，他の抗うつ薬と比較して薬物代謝酵素であるチトクローム酸化酵素 P450 に対する阻害作用が弱いため，がん領域で使用しやすい薬剤といえる．しかし，エスシタロプラムは投与初期1週間程度の時期に悪心を生じやすいため，半錠から開始する，胃薬（モサプリドクエン酸塩など）の併用を検討する．

不眠に対しては，依存形成やせん妄リスクの観点からオレキシン受容体拮

抗薬であるレンボレキサントや抗うつ薬であるトラゾドンの使用が望ましい.

4) う つ 病

　うつ病の診断には,適応反応症と同様に米国精神医学会の診断基準 DSM-5 を用いるのが一般的である[23].　次の9項目のうち〔1〕と〔2〕を含む5項目以上が2週間以上続き,日常生活に著しい支障をきたしていて,かつ他の要因（薬剤や身体疾患）では説明がつかない場合にはうつ病と診断される.

　　〔1〕気持ちの落ち込み　　　　〔6〕疲労感あるいは気力の減退
　　〔2〕興味関心の低下　　　　　〔7〕自責感
　　〔3〕食欲低下　　　　　　　　〔8〕集中力の低下
　　〔4〕不眠　　　　　　　　　　〔9〕自殺念慮
　　〔5〕焦燥感あるいは運動制止
　　　　（動きが遅くなること）

　ただし,うつ病の診断基準の項目にもある食欲低下,睡眠障害,疲労感・気力減退,思考力・集中力の低下は,がんに伴う身体症状やがん治療に伴う副作用として出現することも多い.　これらの症状の扱いには注意が必要であるが,実臨床ではうつ病を過小評価することによる対応の遅れを防ぐために上記の身体症状を含めてうつ病の診断を行うことが望ましい.

　AYA世代を含めて,がん患者のうつ病の特徴としては,① 反応性で軽症のうつ病が多い,② 進行がん患者では経口摂取が不可能である場合が多く,薬物の投与経路の評価が必要,③ がん自体あるいは抗がん治療による様々な身体症状を抱えているなどが挙げられる.　これらに留意しながら対応する必要がある.

① うつ病の対応

　海外で実施されたうつ病などの精神疾患を有する患者を対象とした,複数の抗うつ剤の短期プラセボ対照臨床試験の検討結果において,24歳以下の患者では,自殺念慮および自殺企図の発現のリスクが抗うつ剤投与群でプラセボ群と比較して高かったという報告もあり,若年者への抗うつ薬の適応については慎重に検討する必要がある.　AYA世代のうつ病は,社会的・環境的な要因の影響も大きいため,まずは社会背景を十分に聴取したうえで心理社会

的アプローチを実践することが大切である.

② うつ病の薬物療法

うつ病に対する治療は,抗うつ薬による薬物療法が一般的である.経口摂取が可能な場合,SSRI であるエスシタロプラム,セルトラリンや,セロトニン・ノルアドレナリン再取り込み阻害薬(serotonin noradrenaline reuptake inhibitor：SNRI)であるデュロキセチン,ベンラファキシン,ノルアドレナリン作動性特異的セロトニン作動性抗うつ薬(noradrenergic and specific seroto-nergic antidepressant：NaSSA)であるミルタザピン,セロトニン再取り込み阻害・セロトニン受容体調節剤であるボルチオキセチンが適応となる.経口摂取が不可能な場合は,三環系抗うつ薬であるクロミプラミンの注射が選択肢となるが,強力な抗うつ薬であり使用に当たって専門的な判断が求められるため,経口摂取が不可能な場合は精神科に紹介することが望ましい.

抗うつ薬を選択する際は,薬物相互作用に加えて患者の身体状態を把握し,望ましくない有害事象のプロフィールを避けるのがよい.たとえば,SSRI は嘔気を生じる可能性があり,嘔気を訴える患者には使用しづらく,NaSSA は眠気を生じる可能性があるため,オピオイド投与などによる眠気を訴える患者には使用しづらい.

抗うつ薬は効果発現に 2 ～ 4 週間を要し,有害事象が効果に先行して出現することが多いといった特徴がある.従って,もともと何らかの身体症状を有していることが多いがん患者の治療に際しては,不安を抱かせないよう患者に事前に十分説明することが服薬アドヒアランスを保つ上で重要である.

③ 自殺念慮を伴う場合の対応

自殺念慮がある場合,うつ病の可能性が考えられる.ただし,患者が「死にたい」と言っているからといって抗うつ薬などの薬剤を処方したり,精神科に紹介したりするのは早急である.自殺念慮については,その切迫性を評価することが重要であるが,まずは患者が何をつらく感じているのかを丁寧に聴取する必要がある.患者のつらさの背景にある思いを支持的に傾聴し,患者が共感を得られたと感じることで「死にたい」という気持ちが和らぐこともある.話を聞いた上で自殺念慮が緩和されない,あるいは焦燥感(そわそわして落ち着かない)を伴っているような場合にはうつ病などの精神疾患

が疑われるため精神科への紹介を検討する必要がある.

④ 予後の限られた患者への対応

予後が 1 か月に満たない終末期がん患者では，薬物療法によるうつ病の改善が難しく，また抗うつ薬の副作用が苦痛をもたらす可能性もある[28]. 従って，うつ病の治療を目指した抗うつ薬の使用は避け，睡眠や不安などの症状緩和を行うことが大切である.

終末期のうつ病患者に抗うつ薬を投与するかどうかは臨床上悩ましいが，抗うつ薬は効果発現までに 2 〜 4 週間かかる. 従って，その前に亡くなる可能性や患者の全身状態も考慮した上で抗うつ薬を投与するメリット・デメリットを検討することが重要である.

4. スクリーニング

うつ病や適応反応症を見逃さずに適切に対応するために，簡便で妥当性が検証されているスクリーニングツールとして，「つらさと支障の寒暖計」（図 3.1.2 参照）がある.「つらさと支障の寒暖計」において，つらさが 4 点以上，支障が 3 点以上で，うつ病あるいは適応反応症の可能性が疑われる[29].

AYA 世代については，国立がん研究センター中央病院の AYA サポートチームが日本人を対象とした「つらさと支障の寒暖計」と「問題リスト」から成るスクリーニングツールを開発している[2]. 海外の研究では，「つらさの寒暖計」が 5 点以上が臨床的に意義のあるカットオフ値であるという報告もあり[30]，臨床で使用する際に参考にされると良い.

5. 利用可能なリソースと，専門医に紹介するタイミング

まずは，自施設のリエゾン介入のシステムや精神科の診療体制を把握することが大切である. 精神科医が勤務し，専門家へのアクセスが容易な施設では，うつ病が疑われる患者や，適応反応症が疑われる患者で専門家の介入を希望する者は専門家への紹介が望ましい. 一方，専門家へのアクセスが困難な環境では，各施設において公認心理師などの対応可能な職種がケアを担当することになるが，うつ病で薬物療法への反応が乏しいケースや，自殺念慮を表出するケースなどは，院外や遠方の医療機関も含めて専門家に相談する

ことが推奨される.

　精神科の受診に抵抗を示す患者も少なくないため, 日頃から連携をとり「顔の見える関係」であることを伝えると患者の安心につながる. また, どうしても精神科の受診に抵抗を示すが精神科の介入が必要と考えられるケースでは, 精神科医に事情を伝え, 必要な対応についてまずは医療者同士で相談することが大切である.

参考文献

1 ）Okamura M, Fujimori M, Sato A, et al. Unmet supportive care needs and associated factors among young adult cancer patients in Japan. BMC Cancer. 2021; 21: 17.

2 ）Hirayama T, Fujimori M, Yanai Y, et al. Development and evaluation of the feasibility, validity, and reliability of a screening tool for determining distress and supportive care needs of adolescents and young adults with cancer in Japan. Palliat Support Care. 2023; 21: 677-687.

3 ）Hirayama T, Ikezawa S, Okubo R, et al. Mental health care use and related factors in adolescents and young adults with cancer. Support Care Cancer. 2023; 31: 247.

4 ）Derogatis LR, Morrow GR, Fetting J, et al. The prevalence of psychiatric disorders among cancer patients. JAMA. 1983; 249: 751-7.

5 ）Mitchell AJ, Chan M, Bhatti H, et al. Prevalence of depression, anxiety, and adjustment disorder in oncological, haematological, and palliative-care settings: a meta-analysis of 94 interview-based studies. Lancet Oncol. 2011; 12: 160-174.

6 ）Akechi T, Okuyama T, Sugawara Y, et al. Major depression, adjustment disorders, and post-traumatic stress disorder in terminally ill cancer patients: associated and predictive factors. J Clin Oncol 2004; 22: 1957-1965.

7 ）Okamura H, Watanabe T, Narabayashi M, et al. Psychological distress following first recurrence of disease in patients with breast cancer: prevalence and risk factors. Breast Cancer Res Treat. 2000; 61: 131-137.

8 ）Uchitomi Y, Mikami I, Nagai K, et al. Depression and psychological distress in patients during the year after curative resection of non-small-cell lung cancer. J Clin Oncol. 2003; 21: 69-77.

9 ）Okamura M, Fujimori M, Goto S, Obama K, Kadowaki M, Sato A, Hirayama T, Uchitomi Y. Prevalence and associated factors of psychological distress among young adult cancer patients in Japan. Palliat Support Care. 2022 Feb 28:1-7.

10）Akechi T, Mishiro I, Fujimoto S. Risk of major depressive disorder in adolescent and young adult cancer patients in Japan. Psychooncology. 2022; 31: 929-937.

11）Grassi L, Indelli M, Marzola M, et al. Depressive symptoms and quality of life in home-care assisted cancer patients. J Pain Symptom Manage. 1996; 12: 300-307.

12）Colleoni M, Mandala M, Peruzzotti G, et al. Depression and degree of acceptance of adjuvant cytotoxic drugs. Lancet. 2000; 356: 1326-1327.

13）Prieto JM, Blanch J, Atala J, et al. Psychiatric morbidity and impact on hospital length of stay among hematologic cancer patients receiving stem-cell transplantation. J Clin Oncol. 2002; 20: 1907-1917.

14）Cassileth BR, Lusk EJ, Strouse TB, et al. A psychological analysis of cancer, patients and their next-of-kin. Cancer. 1985; 55: 72-76.

15）Brown KW, Levy AR, Rosberger Z, et al. Psychological distress and cancer survival: a follow-up 10 years after diagnosis. Psychosom Med. 2003; 65: 636-643.

16) Henriksson MM, Isometsä ET, Hietanen PS, et al. Mental disorders in cancer suicides. J Affect Disord. 1995; 36: 11-20.

17) Heynemann S, Thompson K, Moncur D, et al. Risk factors associated with suicide in adolescents and young adults (AYA) with cancer. Cancer Med. 2021; 10: 7339-7346.

18) Akechi T, Nakano T, Akizuki N, et al. Clinical factors associated with suicidality in cancer patients. Jpn J Clin Oncol. 2002; 32: 506-511.

19) Yamauchi T, Inagaki M, Yonemoto N, et al. Death by suicide and other externally caused injuries following a cancer diagnosis: the Japan Public Health Center-based Prospective Study. Psychooncology. 2014; 23: 1034-1041.

20) Hopko DR, Armento ME, Robertson SM, et al. Brief behavioral activation and problem-solving therapy for depressed breast cancer patients: randomized trial. J Consult Clin Psychol. 2011; 79: 834-849.

21) Hirayama T, Ogawa Y, Yanai Y, et al. Behavioral activation therapy for depression and anxiety in cancer patients: a case series study. Biopsychosoc Med. 2019; 13: 9.

22) Hirayama T, Ogawa Y, Yanai Y, et al. Feasibility and Preliminary Effectiveness of Behavioral Activation for Patients with Cancer and Depression in Japan. Palliat Med Rep. 2023; 4: 150-160.

23) 高橋三郎, 大野裕 監訳. DSM-5 精神疾患の分類と診断の手引. 医学書院, 2014.

24) Malik I A, Khan WA, Qazilbash M, et al. Clinical efficacy of lorazepam in prophylaxis of anticipatory, acute, and delayed nausea and vomiting induced by high doses of cisplatin. A prospective randomized trial. Am J Clin Oncol. 1995; 18: 170-175.

25) Razavi D, Delvaux N, Farvacques C, et al. Prevention of adjustment disorders and anticipatory nausea secondary to adjuvant chemotherapy: a double-blind, placebo-controlled study assessing the usefulness of alprazolam. J Clin Oncol. 1993; 11: 1384-1390.

26) Hugel H, Ellershaw JE, Dickman A. Clonazepam as an adjuvant analgesic in patients with cancer-related neuropathic pain. J Pain Symptom Manage. 2003; 26: 1073-1074.

27) Hashimoto H, Abe M, Tokuyama O, et al. Olanzapine 5 mg plus standard antiemetic therapy for the prevention of chemotherapy-induced nausea and vomiting (J-FORCE): a multicentre, randomised, double-blind, placebo-controlled, phase 3 trial. Lancet Oncol. 2020; 21: 242-249.

28) Shimizu K, Akechi T, Shimamoto M, et al. Can psychiatric intervention improve major depression in very near end-of-life cancer patients? Palliat Support Care. 2007; 5: 3-9.

29) Akizuki N, Yamawaki S, Akechi T, et al. Development of an Impact Thermometer for use in combination with the Distress Thermometer as a brief screening tool for adjustment disorders and/or major depression in cancer patients. J Pain Symptom Manage. 2005; 29: 91-99.

30) Patterson P, D'Agostino NM, McDonald FEJ, et al. Screening for distress and needs: Findings from a multinational validation of the Adolescent and Young Adult Psycho-Oncology Screening Tool with newly diagnosed patients. Psychooncology. 2021; 30: 1849–1858

◆ 3.3 節　心理的問題

　本節では，AYA 世代がん患者が抱える心理的問題を概観し，それに対する
サポートについて述べていく．前節の精神医学的問題と本節の心理的問題は，
明確に線引きができるものではないが，ここでは便宜上，患者の感情，認知，
行動などに関わる問題のうち，精神医学的な診断と直接関連しないものにつ
いて扱っていくこととする．ただし実臨床においては，心理的問題は精神医
学的問題の他，身体的問題，社会的問題とも密接に関連するものであるため，
心理的問題のみを取り上げるのではなく，包括的に患者の置かれた状況をア
セスメントしながら関わっていくことが重要である．

1．AYA 世代患者の心理的問題

　まず，AYA 世代患者が抱える心理的問題について，世代の特徴と照らし合
わせながら示す．

1）AYA 患者はどの程度心理的問題を経験しているのか？

　AYA 患者の心理的な問題の実態については，国内外で様々な調査研究が行
われている．例えば AYA がんサバイバーと健康な対照群で精神的健康を比較
した研究[1]では，そわそわ，神経過敏，落ち込み，無価値感など，K6[*1]のす
べての項目において，サバイバーの方が有意に状態が悪いという結果が得ら
れた．ただし，これらの「つらさ」が日常生活に支障をきたしているか，と
いう項目については群間で有意な差は見られなかった．また，若年（45 歳以
下）の乳がん患者と，高齢（55 歳以上）の乳がん患者を比較し，長期的な影
響を検証した研究[2]では，若年の患者の方が，心理的問題を報告する割合が
有意に高いことが報告された．ただしこの研究においては，心理的問題を報
告した患者の割合は，若年で 5.2 %，高齢で 2.1 %といずれも値としては高

＊1　うつ病や不安障害など精神疾患をスクリーニングすることを目的とした質問票．一般の人を
　　　対象としており，心理的ストレスを含む何らかの精神的な問題の程度を表す指標として利用さ
　　　れている．

くはなかった．また，YA 世代患者を対象に様々な側面のアンメットニーズについて調査した研究においては，42 ％の患者が心理的な側面のアンメットニーズがあると回答しており，この割合は身体面，情報面などを含む他のすべての側面よりも高い値であった[3]．

　国内においては，診断からの経過期間が短い者から長い者までを対象とした調査[4]の結果，対象者全体における心理的苦痛を有する患者の割合は55.3 ％と報告された．中でも，診断から 1 年以内の患者および長期サバイバー（診断後 10 年以上）の心理的苦痛は，診断後 1 〜 4 年の患者よりも有意に高いことが示された．加えて，心理的苦痛の有無には，疼痛，がん診断後の収入の減少，がん診断後の職場や学校での否定的な変化の経験，および社会的支援の乏しさが有意に関連することが明らかとなった．

　他にも多くの調査研究があるが，それらを対象としたレビュー研究からは，AYA がん患者が抱える心理的苦痛の割合は，研究によって 5.4 ％から 56.5 ％と差が大きく，対象者の年齢範囲，データ収集のタイミング，測定方法などの影響もあり，一貫しないことが指摘されている[5]．したがって「AYA 患者の心理的問題」と一くくりにして，AYA 患者は心理的問題が多い，あるいは少ないと理解することには限界がある点に注意が必要である．「AYA 患者」という集団で理解するのではなく，個々の患者の病状や属性，置かれている社会的な状況などを含めて個別的に捉えていくことが重要であると考えられる．

2) AYA 患者はどのような心理的問題を経験しているのか？

　一方で，患者が抱える心理的問題の内容について明らかにしようとする研究も行われている．例えば，AYA 世代患者の約半数に心理的苦痛があることを報告した研究では，その心理的苦痛の背景にある問題を詳細に調査している（表3.3.1）[6]．年齢を問わず，心配，緊張，恐怖，悲しみなどの否定的な感情が，特に診断時に多く経験されていることが示された．また，AYA 世代の中でも高い年齢層の患者においては，その感情が診断から半年が経過した時点でも維持されていることも明らかとなった．これらの感情の中で，最も多くの人が抱えていたのが「心配」であった．心配とは漠然とした不安や悲しみとは異なり，「○○が心配」というように，何かしら具体的な対象が想定さ

表 3.3.1　AYA 世代患者の抱える問題

	24 歳以下			25 歳以上		
	診断時	1 ヶ月後	6 ヶ月後	診断時	1 ヶ月後	6 ヶ月後
子どものケア	0.0	0.0	0.0	14.6	12.2	7.3
家のこと	12.5	8.3	0.0	24.4	12.2	9.8
保険・金銭的問題	20.8	12.5	20.8	61.0	29.3	24.4
移動	12.5	16.7	12.5	17.1	12.2	9.8
仕事・学校	33.3	0.0	4.2	41.5	29.3	31.7
治療の意思決定	20.8	20.8	4.2	43.9	14.6	22.0
子どもとの関係	0.0	0.0	0.0	12.2	4.9	2.4
パートナーとの関係	0.0	4.2	0.0	14.6	9.8	2.4
妊孕性	16.7	4.2	4.2	19.5	4.9	4.9
抑うつ	16.7	12.5	8.3	14.6	9.8	9.8
恐怖	29.2	29.2	12.5	34.2	29.3	34.2
緊張	41.7	20.8	8.3	41.5	43.9	31.7
悲しみ	29.2	25.0	16.7	41.5	24.4	22.0
心配	54.2	41.7	25.0	68.3	53.7	56.1
日常生活への関心の喪失	20.8	29.2	12.5	31.7	19.5	19.5

※数値は%を示す

出典：Chan A, Poon E, Goh WL, et al. Assessment of psychological distress among Asian adolescents and young adults（AYA）cancer patients using the distress thermometer: a prospective, longitudinal study. Support Care Cancer. 2018; 26: 3257-3266.

れる感情である．従って，AYA 世代患者に対しては，それぞれの患者が抱いている「心配」の内容を適切に把握していくことが重要である．心配の内容を理解していく上では，表の上段に示された困りごとの内容が，AYA 患者によく見られるものとして参考にできる．AYA 世代の中でも比較的若い世代では，生活上の細々した問題よりも，緊張や恐怖，悲しみといった気持ちの問題，そして学校や仕事の問題を多くの患者が経験していることが示された．一方で，25 歳以上の患者では，気持ちの問題に加えて，経済的なことや仕事のこと，治療の意思決定のこと，家のことなど，より現実的な問題を抱える人の割合が高くなることも読み取れる．

　また AYA 世代患者を対象としたインタビュー調査と文献レビューを統合して解析した研究[7]では，患者の心理的なニーズとして，自律性を持つこと，「普通」であると感じられること，自己意識を感じられること，という課題が報告された．他にも，AYA 世代患者を対象としたインタビュー調査を行った

研究において，がん診断後のつらさとして，自立の喪失や，孤独感が挙げられた[8]．これらのニーズやつらさは，AYA 世代の発達的な特性と強く関連したものであると考えられる．AYA 世代は一般的に，様々な側面において親からの自立を獲得し，新しいステージに進んでいく世代であるとされている．しかし，がんへの罹患およびその治療に伴い，日常生活上の身辺自立が失われたり，経済的な自立が失われたりすることが少なくない．このことは患者にとって葛藤につながることに加え，保護者と患者との関係性が必要以上に擁護的になるなど，他者との関係性の変化にもつながり得る．その中で，様々な側面における自律性を維持することは，患者にとって重要なニーズとなることが理解できる．加えて，AYA 世代の中でもより若年層にあたる青年期は，発達心理学においては「アイデンティティの確立」が課題とされ，「自分とは何者か？」という問いを追求していく世代であると考えられている．がんへの罹患により，生活に大きな変化が生じたり，大切にしていた活動（勉強，部活動，仕事，育児など）を継続することができなくなったり，容姿に変化がもたらされたりすることは，患者にとって「自分らしさ」を揺るがす経験となり得る．自己意識を感じられるというニーズは，この課題そのものに近しいものであると理解でき，自律の維持はこの観点からも重要であると考えられる．また，「普通」でありたいというニーズや孤独感もこの世代の特性を反映した問題である．

　AYA 世代の中でも比較的低年齢層にあたる，高校生や大学生の時期は，一般的に「社会的比較」を行いやすい傾向にあるとされる．社会的比較とは，自分と他者を比較する行為のことを指す．アイデンティティの確立が発達課題となる青年期においては，「自分とは何者か？」という問いを追求する過程において，身近な他者との比較が生じやすいことが指摘されている．この時期にがんに罹患することにより，健康な友人らと自分自身を比較して，自立の喪失や「普通」ではない自分という意識，孤独をより強く感じるという可能性もあると考えられる．一般的に高校生頃になると，多様性を認め合いながら関係を築いていく対人関係が増えていくとされている．しかし近年では中学生頃によく見られるとされていた同質性や共通点によって形成される仲間関係が，高校生や大学生などより高年齢になっても重視されるようになっ

てきているということも指摘されている．他者と異なる自分に対して否定的な感情を抱いたり，他者と同様でありたいと願ったりする思春期の患者の背景には，こうした影響も考えられる．特に近年はSNS（ソーシャルネットワーキングサービス）の普及に伴い，他者との比較を行いやすい環境にあることが指摘されている．母数が少ないAYA世代患者は身近に患者仲間がいないことも多く，SNSを活用することには，同病の患者とのつながりを得て，孤独感が軽減するなどの利点がある．一方で，SNSによって病前からの友人知人や一般の同世代の若者の情報に触れることが，社会的比較を促進し，それらの人とは異なる自分を強く意識させることで，心理的問題を増強させる場合があることにも注意が必要である．また，身近に同じく闘病中の患者がいる入院加療中よりもむしろ，復学・復職などの社会復帰を経て，健康な人に囲まれる生活になった後にこうした感情が強まる場合があることも考えられ，長期的なサバイバーシップの観点からも，これらの心理的問題を理解することが必要である．孤独感の問題は成人世代においても重要である．AYA世代の中でも比較的上の世代に相当する年代は，発達心理学では成人期と呼ばれる．この世代では，他人と対等で両方向的で親密な関係を築くことが発達上の課題とされ，それが達成されなかった場合には孤独を経験するとされている．このような時期に，治療や入院に伴い社会から切り離されたり，新しい関係の構築が難しい状況に置かれたりすることは，親密性の獲得を妨げ，孤独感をもたらし得ることに加え，そのことが患者に及ぼす影響が他の世代の場合よりも重大である可能性があると考えられる．

　さらに，AYA世代の進行がん患者を対象とした研究では，つらさの内容として，① 未来に関すること（病気に打ち勝つことができないと感じること，思い描いていた未来を失うことなど），② 意思決定に関すること（難しい医学的な決定をしなければならないこと，人生設計を見直さなければならないことなど），③ 孤独に関すること（話ができる人がいないと感じること，家族や友人から離れてしまったと感じることなど）が抽出された[9]．こうした心理的な問題もやはり，AYA世代に固有のものではないものの，世代の特徴も反映されていると考えられる．特に，思い描いていた未来の喪失や，人生設計の変更といった問題は，一般的に病気や死を想定するような年齢ではな

い AYA 世代において，より強く生じやすいものであると考えられる．この研究は進行がん患者を対象としたものだが，ここでいう喪失や変更は必ずしも「死」のみを意味するわけではなく，結婚や妊娠，進学や就職，人生における目標の追求や達成など，より幅広いものを含むものである．がんへの罹患や病状の進行により様々な喪失を経験することはがん患者全般に共通することだが，AYA 世代の場合，その対象がより多く感じられている可能性がある．加えて，アイデンティティを確立していく途上にある AYA 世代の患者にとって，未来や人生の変更を余儀なくされることは，アイデンティティの拡散につながるため，そのことによりさらに困難を感じる可能性もあると考えられる．

　これらの研究からわかるように，AYA 世代患者が抱える心理的問題は必ずしもこの世代に固有のものではないものの，発達的な特性とは深く関連していると考えられる．従って，AYA 世代の発達的な特性を踏まえて関わることで，個々の患者の問題についてより深く理解することが可能になると考えられる．

2. AYA 世代患者の心理的問題に対する支援

　前項で述べたとおり，AYA 世代患者においては，年齢層を問わず，最も多くの人が経験する心理的問題として，心配が挙げられた．患者の心配に対して支援を行うためには，具体的な心配の内容を把握することが最も重要である．この点については，3.1 節で解説された，包括的アセスメントが役立つと考えられる．様々な側面についてアセスメントを行い，患者の抱える心配について個別的に理解し対応することで，この心理的問題を軽減することができる．包括的アセスメントの詳細についてはここでは割愛し，以下その他の心理的問題に対する支援について，まとめていくこととする．なお，支援には様々な形があるため，便宜的に，1）治療に関わる医療者による支援，2）精神心理の専門家による支援，3）ピアによる支援，4）家族・友人などによる支援，5）患者自身による対処，に分けて解説することとする．

1）治療に関わる医療者による支援

　AYA 世代患者を対象としたインタビュー調査[8]からは，医療者に期待することとして，①1 人の人間として扱うこと，②「普通」の生活を維持できるよう柔軟に対応すること，③患者の声を聞くこと，が挙げられた．①は患者の個別的なニーズや意向を聴き取りながら関わることを求める声であった．AYA 世代といっても，年齢や社会的背景，認知発達や自立の水準など様々な要因により，患者の心理的な問題のあり方は大きく異なる．これは他の世代でも同様であるが，AYA 世代は特に多様性に富んでいるという指摘もある．こうした背景から，患者と関わる際に疾患だけなく人としての患者個人に関心を向ける基本的な姿勢が求められていると考えられる．具体的には患者の価値観や嗜好，大切にしていることや一生懸命取り組んできたことなど，プライベートな側面を含めて話題にしていくことが，関係性の構築に役立つだろう．またこれらの情報は，関係構築だけでなく治療上の意思決定を支援する上でも役立つと考えられる．②は前項で言及した社会的比較の問題とも関連するニーズであると考えられる．罹患による喪失が多い生活の中で，「以前の自分」や「周囲の他者」と変わらない「普通」な部分を維持することができるということは，AYA 世代患者にとっては特に重要な意味を持っていると考えられる．具体的には趣味や仕事，友人関係などを継続できるよう配慮することの重要性が指摘されていた．こうした日常生活や慣れ親しんだ習慣が維持されることは，患者の孤独感を軽減することに加えて，平常心を保つことにも役立つと指摘されている．また③は治療や療養に関する意思決定に関わるものであり，意思決定にどの程度参加したいか，どのような意見を持っているのか，どのようなことを重視したいと思っているのか，といったことを聴く姿勢が求められている．意見を表明することは，患者にとって，自立を保つ手段ともなり得ると考えられる．身体症状などの影響により困難なことも多く生じる一方で，患者自身がコントロールできる部分を維持していくことは，患者の心理的な苦痛の軽減において重要となる可能性がある．

2）精神心理の専門家による支援

　治療に関わる医療者に加え，精神科医，心理職などの精神心理の専門家の

支援が役立つ場合もある．既出のインタビュー調査とレビューを統合した研究[7]では，心理的問題に対して，心理的サポートやスピリチュアルなサポートへのニーズが抽出された．心理的サポートとしては，心理カウンセリングに対するニーズが多く報告され，特に再発に対する不安や，急性期医療から離れること，性生活や親密な関係性に関するカウンセリングに対するニーズが報告された．またスピリチュアルなサポートとしては，人生の意味を見いだすこと，がんの経験を受け入れることがテーマとして挙げられていた．こうした課題に対して，支持的に傾聴していくことが求められている．

なお，AYA患者に対して，心理的ケアの実態およびニーズを調査した研究においては，心理的ケアを必要とする患者は約半数程度であることが示されている（図3.3.1）[10]．特に小児科で治療を受ける10代の患者と比較して，20代，30代の患者では，「必要だが受けていない」と回答する者の割合が有意に高いことが読み取れる．AYA患者のアンメットニーズについて調査した他の研究においては，精神心理の専門家の介入に対するニーズは3割程度であったものの，必要と回答した患者のうち半数以上が介入が得られていないと回答したことが報告されている（表3.3.2）[11]．またスピリチュアルな側面に関するカウンセリングも，ニーズは2割程度であり，そのうち4割程度が介入が得られていないと回答していた．これらの結果から，精神心理の専門家の介入を要する患者の割合は必ずしも高くはなく，すべての患者に一律に専門的な心理ケアが必要というわけではないが，ニーズと提供に乖離がある

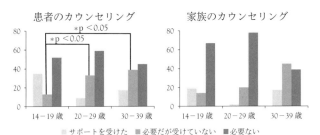

図3.3.1　心理的ケアに対するAYA患者のニーズ

出典：Zebrack BJ, Block R, Hayes-Lattin B, et al. Psychosocial service use and unmet need among recently diagnosed adolescent and young adult cancer patients. Cancer. 2013; 119: 201-214.

表 3.3.2　AYA 患者のサポートニーズ

	必要	不足
サポートグループへの参加	19 %	75 %
疼痛コントロールの専門家の介入	14 %	63 %
経済的な問題に関する専門家の助言	26 %	62 %
理学療法士，作業療法士によるリハビリ	16 %	58 %
精神科医，心理職，社会福祉士の介入	28 %	56 %
スピリチュアルな側面に関するカウンセリング	18 %	36 %
看護師の自宅訪問	8 %	29 %

出典：Keegan THM, Lichtensztajn DY, Kato I, et al. Unmet adolescent and young adult cancer survivors information and service needs: a population-based cancer registry study. J Cancer Surviv. 2012; 6: 239-250.

状況は望ましくないため，まずは適切なニーズアセスメントを行うことが必要であると考えられる．精神心理の専門家を利用することを妨げる患者側の要因としては，仕事や学校とのスケジュール調整が困難であること，経済的な負担があること，利用できる資源に関する知識が不足していること，恥ずかしいと思うこと，心配事があるのは「普通だ」と医療者に言われたこと，などが指摘されている．また医療者側の要因としては，患者・サバイバーの精神症状を過小評価していること，AYA 世代患者の精神症状を扱える体制が整っていないことなどが指摘されている．治療に携わる医療者がこれらのバリアを理解して診療にあたることも，アンメットニーズの解消に役立つと考えられる．

表 3.3.3　オンラインによる心理的ウェルビーイング向上のための介入プログラム

	例
1 週目	ポジティブな出来事を認識する ポジティブな経験を増幅させる方法を練習する 自分の人生上にあるものに感謝する時間を持つ
2 週目	マインドフルネスの構成要素である「気づき」と「判断しない」を実践する
3 週目	肯定的な再評価を行うことで，ストレスフルな状況の中においても肯定的な感情を高めることにつながることを理解する
4 週目	自分自身の強みを挙げ，それをどのように使ったかを振り返る 達成可能な目標の特徴を理解し，設定する
5 週目	親切な行為がポジティブな感情をもたらすことを理解する

また，より積極的に，専門性の高い心理療法を活用して，AYA 世代患者の心理的問題を軽減することを目指した研究も行われている．例えば，AYA 世代サバイバーに対して，ポジティブ心理学やマインドフルネスの要素を取り入れたオンライン上での介入プログラム（表 3.3.3）を実施した結果，パイロット研究ではあるものの，12 週間後時点で，精神的健康や肯定的感情，生活満足度，自己効力感，意味や目的において有意な改善がみられ，怒りが減少したことが報告された[12]．

他にも，リラクゼーション，マインドフルネス，認知行動療法などから構成されるストレスマネジメントプログラムを用いた介入研究も開発が進んでおり，今後精神心理の専門家による AYA 世代患者に対する心理療法的な支援が拡大していく可能性もある．

3) ピアによる支援

AYA 世代患者の支援において，ピアは重要なサポート源として認識されており，同世代の患者から得られるサポートは家族や友人から得られるサポートよりも効果的であるとする報告もある．近年ピアサポートの機会は増加の傾向にあり，対面だけでなくオンラインを活用した形態，またキャンプやカンファレンスのような形態など，様々なスタイルで広がっている．特にオンラインでのつながりでは，孤独感の低減といった効果も報告されており，患者数が少ないという AYA 世代の課題を克服するための有効な手段として今後さらに活用されていくことが見込まれている．これらのピアサポートの機会を通して，闘病に関する体験や心理的な問題への対処について共有されている．ピアサポートを通して，抑うつの低減，自尊心や自己効力感の向上，自律の促進などの効果が報告されているほかに，友人関係の広がりを通して，患者の年齢相応の発達を促す意味においても重要であることが指摘されている．このことは前項で述べた発達課題の阻害という問題においても，ピアサポートが果たす役割が大きいことを示している．

また，病院主導でピアサポートの機会が提供されている例もある．国内においては，国立がん研究センター中央病院で，病院主導でピアサポートに基づく患者支援プログラムが提供されている[13]．24 名の患者を対象に行ったパ

イロット調査では，プログラム参加の前後で，不安やつらさの有意な軽減が見られた．自由記述の回答からは，プログラムの効果として，より罹患歴の長い患者と交流することで安心感が得られた，励みになったなどの意見が得られている．

国内の AYA 患者を対象としたインタビュー調査では，AYA 世代の患者の特徴として，感情面のサポートは医療者ではなく，ピアに求める可能性があることが指摘されている[14]．その背景として，若くしてがんに罹患したことに伴うつらさや不安は，健康な医療者にはわからないだろうという考えがあることが述べられている．ピアサポートの有効性は他の世代の患者においても指摘されているが，こうした点からも，AYA 世代の患者にとってはさらにその必要性が高い可能性もあると考えられる．1 施設あたりの AYA 世代がん患者の診療数は極めて少なく，院内でのサポート体制を整えることは現実的ではない施設が大半であると考えられる．したがって，院外のリソースとして，患者会などの情報提供を行うなどの関わりが，医療者には期待されるだろう．表 3.3.2 で紹介した研究では，サポートグループに関するアンメットニーズは他と比較しても特に高く，十分な情報提供が行われていないことがうかがえる．

4）家族・友人などによる支援

AYA 世代患者とその家族を対象としたインタビュー調査から，家族・友人からのサポートとして表 3.3.4 に示す内容が得られた[15]．また，先に紹介したインタビュー調査では，身近な人に期待することとして，① 病前と同じよう

表 3.3.4　家族・友人から得られるサポート

家族からのサポート	友人からのサポート
そばにいてくれること	そばにいてくれること
日常生活のサポート	連絡やコミュニケーションを取ってくれること
自立を保ってくれること	
（医療者に対して）患者の代弁をすること	気晴らしをさせてくれること
ポジティブな態度でいること	励ましてくれること

出典：Pennant S, C Lee S, Holm S, et al. The Role of Social Support in Adolescent/Young Adults Coping with Cancer Treatment. Children（Basel）. 2019; 7.

に接すること，②患者が求めるサポートを提供することが挙げられた[8].

　これらのサポートは，患者にとって心理的な問題の軽減につながることが期待されるだろう．このうち，自立を保つ，連絡を取る，気晴らしをさせる，病前と同じように接するといった関わりは，医療者への期待と同様に，「普通」な自分を維持するための支援であると考えられる．患者に対しては過度な気遣いや遠慮などが示されることが少なくない．これらの関わりは患者にとってサポートになることが期待されるが，こうした「病人」としての接し方が，時として患者にとっては否定的に受け取られる場合があることに留意する必要があるだろう．なお，「患者が求めるサポート」には具体的に，話を聴く，側にいるなどが含まれた．支持的な関わりが患者にとっては有用であると考えられる．一方で，そのタイミングを患者がコントロールできることが重要であるということも指摘された．例えば，身体症状が強く出ている際に過度に関わることは患者にとって負担となるため，関わりを控えてほしい，といったことが述べられていた．いずれについても患者のニーズに沿った関わりであることの必要性が指摘されているため，患者の意向を聴きながら関わることが求められると考えられる．特に家族に対して，推奨される患者への関わり方や，その際の留意点について情報提供することは，患者と家族の適切な関わりを促進し，有益であると考えられる．

　なお，AYA 世代患者の家族は，家族自身が心理的問題を経験する例も多いことが指摘されている．したがって，家族は患者にとって重要なサポート源ではあるものの，支援を提供する側である家族の精神状態にも配慮することが必要である．

5）患者自身による対処

　最後に，患者自身で行うことのできる対処についてまとめる．AYA 患者を対象としたインタビュー調査からは，主に認知的な対処が抽出された[9]（表3.3.5）．こうした対処について情報提供することは，患者にとって有用である可能性があると考えられる．他の研究においても，①「今ここ」に目を向ける，②がんについて話すことを避ける，③ポジティブな記憶を思い出す，④罹患経験を肯定的に意味付ける，⑤親，医療者との一体感を強化したり維

表 3.3.5　心理的問題に対する対処

心理的問題	患者自身の対処
未来に対する喪失感	あきらめない 未来に目を向ける やりたいことをすぐにやり，先延ばしにしない 1日1日を大切にする
意思決定の困難さ	自分がコントロールできること（食事，睡眠，運動など）に集中する すべての選択肢を知る．知識を身につける
孤独感	自分の気持ちを他の人に話す 必要なサポート（友人，サポートグループなど）を得る
その他	ポジティブな面に目を向ける 忍耐強くある 変化に対してオープンな姿勢を持つ

出典：Barton KS, Steineck A, Walsh CA, et al. "I won't get to live my life the way I planned it": A qualitative analysis of the experiences of adolescents and young adults with advanced cancer. Pediatr Blood Cancer. 2023; 70: e30554.

持したりする，といった対処法が抽出されている．また反対に，病気について語ることがコーピング（対処）として報告されている研究もある．このように，患者にとって有効な対処法略は個人によって異なると考えられる．なお，患者自身の対処を促進する要因として，肯定的な態度や目標があることに加え，つながりや周囲からのサポートが得られていること，「普通」であると感じられること，などが関連すると報告されており[16]，先に紹介した医療者やピア，家族・友人からのサポートは，患者の対処を促す意味においても重要であると考えられる．

　以上のように AYA 世代患者の心理的な問題に対しては，様々な立場の人からの支援や，患者自身の対処が役立つ可能性がある．日常診療の中での工夫や，医療者からの情報提供により，患者の心理的な問題の軽減が期待されるだろう．なお，本節で紹介した文献の多くはサンプル数の少ない質的研究の報告であり，現状として十分なエビデンスが蓄積されているとは言いがたいことには注意が必要である．

参考文献

1 ） Phillips-Salimi CR, Andrykowski MA. Physical and mental health status of female adolescent/young adult survivors of breast and gynecological cancer: a national, population-based, case-control study. Support Care Cancer. 2013; 21: 1597-1604.

2 ） Stava CJ, Lopez A, Vassilopoulou-Sellin R. Health profiles of younger and older breast cancer survivors. Cancer. 2006; 107: 1752-1759.

3 ） Lidington E, Darlington AS, Din A, et al. Describing Unmet Supportive Care Needs among Young Adults with Cancer (25-39 Years) and the Relationship with Health-Related Quality of Life, Psychological Distress, and Illness Cognitions. J Clin Med. 2021; 10.

4 ） Okamura M, Fujimori M, Goto S, et al. Prevalence and associated factors of psychological distress among young adult cancer patients in Japan. Palliat Support Care. 2023; 21: 93-99.

5 ） Sansom-Daly UM, Wakefield CE. Distress and adjustment among adolescents and young adults with cancer: an empirical and conceptual review. Transl Pediatr. 2013; 2: 167-197.

6 ） Chan A, Poon E, Goh WL, et al. Assessment of psychological distress among Asian adolescents and young adults (AYA) cancer patients using the distress thermometer: a prospective, longitudinal study. Support Care Cancer. 2018; 26: 3257-3266.

7 ） Tsangaris E, Johnson J, Taylor R, et al. Identifying the supportive care needs of adolescent and young adult survivors of cancer: a qualitative analysis and systematic literature review. Supportive Care in Cancer. 2014; 22: 947-959.

8 ） Belpame N, Kars MC, Beeckman D, et al. "The AYA Director": A Synthesizing Concept to Understand Psychosocial Experiences of Adolescents and Young Adults With Cancer. Cancer Nurs. 2016; 39: 292-302.

9 ） Barton KS, Steineck A, Walsh CA, et al. "I won't get to live my life the way I planned it": A qualitative analysis of the experiences of adolescents and young adults with advanced cancer. Pediatr Blood Cancer. 2023; 70: e30554.

10） Zebrack BJ, Block R, Hayes-Lattin B, et al. Psychosocial service use and unmet need among recently diagnosed adolescent and young adult cancer patients. Cancer. 2013; 119: 201-214.

11） Keegan THM, Lichtensztajn DY, Kato I, et al. Unmet adolescent and young adult cancer survivors information and service needs: a population-based cancer registry study. J Cancer Surviv. 2012; 6: 239-250.

12） Salsman JM, McLouth LE, Tooze JA, et al. An eHealth, Positive Emotion Skills Intervention for Enhancing Psychological Well-Being in Young Adult Cancer Survivors: Results from a Multi-Site, Pilot Feasibility Trial. Int J Behav Med. 2023; 30: 639-650.

13） Hirayama T, Kojima R, Udagawa R, et al. Preliminary Effectiveness of an In-Hospital Peer Support Program, Adolescent and Young Adult Hiroba, on Anxiety in Adolescent and Young Adult Patients with Cancer. J Adolesc Young Adult Oncol. 2024; 13: 224-232.

14） Yoshida S, Shimizu K, Matsui M, et al. Preferred Communication with Adolescent and Young Adult Patients Receiving Bad News About Cancer. J Adolesc Young Adult Oncol. 2023; 12: 561-568.

15） Pennant S, C Lee S, Holm S, et al. The Role of Social Support in Adolescent/Young Adults Coping with Cancer Treatment. Children (Basel). 2019; 7.

16） Rosenberg AR, Yi-Frazier JP, Wharton C, Gordon K, Jones B. Contributors and Inhibitors of Resilience Among Adolescents and Young Adults with Cancer. J Adolesc Young Adult Oncol. 2014; 3: 185-193.

◆ 3.4節　社会的問題

1. がん治療と社会生活の並行体験を自立した生きる力の支援へ

　この世代は，Eriksonの発達段階でいう自我同一性（アイデンティティ）の確立の時期である．思春期（adolescent）は，主に就学期であり，精神的・社会的自立に向けた発達段階といわれ，勉強の遅れを補うだけではなく，病気を抱えながら健やかに成長発達し，成人したときに仕事や家庭生活など社会活動へ主体的に参加できるように支援することが求められる．若年成人（young adult）は，精神的・経済的に自立し始め，次世代を生み育て社会を支える役割を持ち始める世代である．

　AYA世代は，進路や職業の選択，恋愛，結婚，育児など社会的に自立し，ライフイベントが多いため（図3.4.1），標準治療として示される医療は，ライフステージの就学，就労，生活や経済的な課題に大きく影響し，その後の長い人生のキャリアに影響をする．

　また，親から自立する世代ではあるが，はじめての就職活動や仕事を始めキャリアを重ねる時期に仕事から距離を置くことになるため，経済的基盤も脆弱であることも多い．そのため治療と生活の両立も不安定になりやすく，がんの治療のため親への依存が長く続くことも少なくない．

　医療の場では，病気や治療について本人に伝えられ，意思決定の場でも本人の意思が求められるが，同じ年齢であっても自立の度合いは様々で，意思決定の主体は親が中心になることもある．

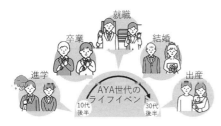

図3.4.1　AYA世代のライフイベント
出典：聖路加国際病院 https://hospital.luke.ac.jp/guide/aya/index.html をもとに作成

AYA 世代の支援では，がん治療だけに集中するのではなく，学校生活や就労などの社会生活と並行した体験をすることをアイデンティティの基盤にも影響する大切な体験として支えることが重要になる．本章では，就学や就労，生活と経済の課題を中心に，社会人として自立した生きる力の支援について考えていく．

2. 年齢とともに変化する夢や希望に直結した社会的な悩み

AYA 世代は病気の経験をしなくても将来への不安が大きい．悩みの内容は，治療の経過と年齢とともに変化していくが，いずれも心理社会的苦痛は大きい（表 3.4.1）．

年代別では，世代の特徴で順位が変わるが（表 3.4.2），将来に対する不確実さ，仕事，家事，治療のコントロールなど心理的サポートのニーズは，長期に抱えている．

表 3.4.1　治療中やがん経験者の AYA 世代と健康な AYA 世代の悩みの比較

順位	治療中のがん患者（n=207）	がん経験者（n=136）	健康 AYA（n=200）
1	今後の自分の将来のこと	今後の自分の将来のこと	今後の自分の将来のこと
2	仕事のこと	不妊治療や生殖機能に関する問題	仕事のこと
3	経済的なこと	仕事のこと	経済的なこと
4	診断・治療のこと	後遺症・合併症のこと	健康のこと
5	不妊治療や生殖機能に関する問題	体力の維持・または運動すること	学業のこと
6	家族の将来のこと	がんの遺伝の可能性について	家族・友人など周囲の人との関係のこと
7	後遺症・合併症のこと	結婚のこと	体力の維持・または運動すること
8	生き方・死に方	生き方・死に方	容姿のこと
9	容姿のこと	容姿のこと	家族の将来のこと
10	がんの遺伝の可能性について	経済的なこと	自分らしさ

出典：平成 27-29 年厚生労働科学研究．総合的な思春期・若年成人（AYA）世代のがん対策のあり方に関する研究（研究代表者 堀部敬三）．https://aya-ken.jp/wp-content/uploads/2021/05/AYA_20210601.pdf（2024 年 4 月 7 日アクセス）

3.4節　社会的問題　　　117

表 3.4.2　がんを経験した AYA 世代の年代別の悩み

	15 ～ 19 歳	20 ～ 24 歳	25 ～ 29 歳	30 ～ 39 歳
1 位	自分の将来	自分の将来	自分の将来	自分の将来
2 位	後遺症・合併症	仕事	仕事	仕事
3 位	体力の維持 または運動	不妊治療や 生殖機能	不妊治療や 生殖機能	家族の将来
4 位	学業	経済的なこと	診断や治療	経済的なこと
5 位	不妊治療や 生殖機能	後遺症・合併症	後遺症・合併症	不妊治療や 生殖機能

出典：平成 27-29 年厚生労働科学研究. 総合的な思春期・若年成人（AYA）世代のがん対策のあり
　　方に関する研究（研究代表者 堀部敬三）. https://aya-ken.jp/wp-content/uploads/2021/05/
　　AYA_20210601.pdf（2024 年 4 月 7 日アクセス）

　こうした夢や希望に直結した悩みを，医療の場では情報を得ていても直接
的なケアがしにくく，見守ることが定番になりやすい．AYA 世代はもともと
ストレスが高い発達段階であり，その時期にがんに罹患するということは極
めて大きなストレスになる．自立を支えるためにも，診断期から治療後のが
ん経験者を社会の中で孤独にさせないように，がんサバイバーシップ支援の
視点で，長期的に継続的サポートの窓口を明確に伝えることや連携が重要で
ある．国立がん研究センター「がん情報サービス」（https://ganjoho.jp/）の利
用やがん相談支援センターを紹介するのもよい．

3. 就学支援

1) 高校生の就学支援

・高校時代をどう過ごすかがアイデンティティの基盤に重要

　中央教育審議会では，2011 年キャリア教育を「生き方支援」と位置づけ，
幼児期の教育から高等教育に至るまでの体系的なキャリア教育の推進をして
いる．学校教育の中で，① 人間関係，② 自己理解・自己管理能力，③ 課題
対応能力，④ キャリアプランニング能力を，教育を通じて身に着けることを
提案しているが，病気を持った高校生の就学支援は小・中学校に比べて遅れ
ており，国立がん研究センターがん対策情報センターの 2019 年調査では，7
割の高校生ががん治療のために学業の中断している実情を報告している．第
3 期がん対策基本推進計画以降，遠隔教育制も普及しているが，就学は人生

表 3.4.3　入院中の病棟環境の困りごと

	15 〜 19 歳	20 〜 24 歳	25 〜 29 歳	30 〜 39 歳
1 位	食事	同世代との出会い	食事	困ったことはない
2 位	Web 環境	食事	同世代との出会い	同世代との出会い
3 位	早い消灯時間	プライバシーの空間	Web 環境	早い消灯時間
4 位	同世代との出会い	早い消灯時間	年長者ばかり	食事
5 位	ゲームや携帯，PC などの制限	Web 環境	早い消灯時間	Web 環境

出典：平成 27-29 年厚生労働科学研究．総合的な思春期・若年成人（AYA）世代のがん対策のあり方に関する研究（研究代表者 堀部敬三）．https://aya-ken.jp/wp-content/uploads/2021/05/AYA_20210601.pdf（2024 年 4 月 7 日アクセス）

のキャリアにもつながるため，こうした教育を受ける時期にがんに罹患し，治療中も治療後も将来のことへの不安も抱く AYA 世代のがん患者がん患者の学業支援が求められている．

・同年代の友人と離れる孤独

　治療のために入院期間や療養が長くなることや，自宅から遠方の大学病院やがん専門治療機関への転院することもあり，友人や家族と離れ離れの環境で治療と就学を行うことになる．A 世代は，友人たちと協力したり対立したりしながら社会性を育てていく時期であるが，入院中の困りごとは（表3.4.3），食事，web 環境，消灯時間，同世代の出会いなど，普段の生活環境と異なる入院生活の居心地の悪さが挙げられている．就学の支援では，学習を補うだけではなく，治療の状況や心身の状況を考慮しながら，友人や教員との交流など，それまでの生活で大切なものを維持できるよう支援し，孤独にさせず，「学習したい」という自己決定支援を支え，勉強と病気を抱えながら，成長し仕事や家庭生活の社会活動へ主体的に参加できるように対応が望まれる．

・入院時から始める転籍・復学への支援

　治療と療養に伴い，病院内の特別支援学校への転籍が必要になる．退院後に元の学校に戻る場合は単位など各学校が判断するので，診断時期，入院時から，出席日数や単位の互換など確認や，復籍希望の意思を，治療開始時に，事前に学校の内規や担任や校長を交えた相談を必ず行い，籍がなくならない

表 3.4.4　就学支援のチェックリスト

・在籍している学校へは，誰が連絡するか
・病院のある学校へは，誰が連絡するか
・両校の担当（窓口）は誰か
　・転出校：
　・転入校：
・転入学日（学籍を移動する日）はいつか
・保護者は，必要な手続きを行ったか

出典：がん情報サービス．相談支援 小児がん患者就学支援
　　　第 4 章　就学の支援方法の実際を知る．https://ganjoho.
　　　jp/med_pro/consultation/education/pdf/shugaku_guide01.
　　　pdf（2024 年 4 月 8 日アクセス）

ようにして，進級や卒業ができるように対応することが重要になる．小・中学校とは異なり高校は運営している主体別によって，私立高校，公立高校，国立高校があり，高校によっては再編入ができない場合もある．進級や卒業の単位認定など，どのタイミングで復学すればよいか条件を出す例もあるため，入院時から話し合いでは確認することが重要である（表 3.4.4）.

　この時，同じ年齢であっても自立の度合いは様々で，意思決定の主体は親が中心になることも少なくない．どこで，どのように学ぶことがより適切であるか，治療と療養生活がイメージできる情報を提出し本人が納得して自己選択ができるように「学習したい」という自己決定支援を支えることが重要である．

　また，親たち保護者も余裕がないことも多く，学校側も慣れていないこともある．本人と家族の思いや不安を聴きながら，特別支援学校や教育委員会のコーディネーターを活用し，必要な情報提供や適切な支援を行えるように，医師，ソーシャルワーカー，看護師らとの連携を取ることが求められる．

　入院先の病院に，特別支援学校が設置され高等部の院内学級や訪問教育がある場合や隣接の特別支援学校に高等部がある場合は，手続きにより教育を受けることが可能である．多くが普通科の教育課程のため，職業科など実習が必要な場合には，受け入れ先の特別支援学校がどのように対応可能か，在籍校の教務担当者との協議を行うことが求められる．

・高等教育の院内学級を提供する施設は少ない
　実際には，病院に高等教育は院内学級を提供している施設はまだ少ない．

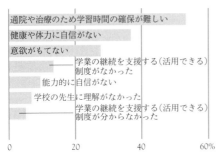

図 3.4.2 学業を継続できない理由
出典：平成 27-29 年度厚生労働科学研究費補助金（がん対策推進総合研究事業）「総合的な思春期・若年成人（AYA）世代のがん対策のあり方に関する研究」（研究代表者 堀部敬三）編. AYA. AYAがんの医療と支援のあり方研究会. 2019：14.

そのため，情報通信技術を活用した学習環境の支援を整え[1]，入院期間中の単位の取得方法や，復学の問題（再編入の可否）などの確認し，試験やイベントに合わせた治療計画や場所の確保，消灯時間などの調整の視点を医療者側から提案することが求められる．実際には，学習時間の確保が難しい報告もあるため，医療者も，病室環境をはじめ情報通信技術を活用した学習環境の支援を整え，入院期間中の単位の取得方法や，復学の問題（再編入の可否）などの確認し治療計画なども調整できると進級や進学の支援としても望ましい．近隣の特別支援学校に訪問教育の依頼や在籍する学校の管轄教育委員会に教育の保障について相談するのもよい．国立特別支援教育総合研究所のホームページも役に立つ[2]．

・治療が終了し社会生活に戻る時期の支援も重要

　通院や治療のための学習時間の確保が難しいこと，健康や体力に自信がない，意欲が持てないことで，就学の継続を断念する人もいる（図 3.4.2）．

　治療による副作用や後遺症は長く続き，症状を抱え復学する場合もある．認知障害や構音障害，集中力低下や筋力の低下，末梢神経障害は日常生活にも影響するが，自分の身体の変化の理解が足りず，怠けているなど，元の自分に戻れない葛藤などを相談できずにいることもある．退院後の在宅での体調などを考慮して，特別支援学校高等部で学ぶことを選択する例もあるので，退院後の継続した配慮への支援が望まれる．

　また，容姿に敏感な世代であり，脱毛や皮膚障害など外見の変化に対するアピアランスケアは重要な支援となる[3]．元の健康な自分に戻ることをイメージしてしまうことも多いため，通学や生活の中を具体的に描き，周りとのコミュニケーションの取り方についてなどを一緒に考えるのもよい．

・本人が納得して自己選択ができるように

　病気や治療の影響で将来への不安から「やりたいこと」や，何が「やれること」で，何を「やるべきこと」なのか熟考されないまま，焦燥感や葛藤，喪失感などの悩みを抱えていることも考えられる．高等学校卒業後の進路を見据えて，本人と保護者との価値観が一致するとは限らないが，本人が納得して自己選択ができるように，医療者，病院にある学校の担当者などと学校が連携して，本人の価値観や意向が意思決定につながるように対話を大切にすることが望まれる．

2）大学や専門学校への進学支援

　進学を希望する際，病院にある学校の高等部（特別支援学校）に在籍している場合は，特別支援学校の進路担当や担任が必要な手続きを行う．

　受験時に大学入学共通テストを利用する場合は，障害の状態などに応じた配慮を受けることが可能になるので，独立行政法人大学入試センターのウェブサイト「受験上の配慮案内」や，各大学の入試担当課へ事前に問い合わせし，受験時の配慮の申請手続きをすることを患者に知らせることも良い．

　また，患者自身が，治療費や療養のために親や家族に経済的に負担をかけていることを気遣うこともある．日本学生支援機構[4]には，奨学金制度や返済免除制度，小児がんサバイバーへの奨学金（認定 NPO 法人ゴールドリボン・ネットワーク[5]）などもあるので，参考にし，患者の将来への希望への支援の一助として参考にするのもよい．

・短大，大学，専門学校生では退学する人が高校生よりも多い

　大学・短期大学・高等専門学校は，多くは単位認定のため，課題の提出対応や退院後の履修を考慮するなど，出席以外に様々な配慮を行えることが多い．実習・実務については出席が必要となるため，学校側との相談が必要になる．

　一方，高校までの教育と異なり相談窓口としては担任ではなく，教務や学生支援を担当する部署になるため，誰にも相談せず，家族への負担や学費など経済的な負担を理由に退学することも多い．

　治療開始時より本人に治療と復学の見通しや症状マネージメントができる

ように情報提供し，セルフケアを支え，周囲へ病状の伝え方などの説明力，交渉力のコミュニケーションスキルのサポートをすることもよい．対話を重ね，本人の気持ちを整理し，各担当教員との調整を依頼することや，学生相談室のカウンセラーの存在などを患者や家族に情報提供し，本人にとって望ましい対策を一緒に考えることが必要である．

　大学などは他の障害に比べると，がん患者の教育に関する情報共有が少ないため，日本学生支援機構で作成している「障害学生修学支援ガイド」を活用し，どのような支援や配慮を受けることが可能か参考にするとよい．

・がん経験者同士のつながり

　仲間が進学や就職など人間関係を築く時期に，治療のために社会から離れることにより，友人や親にも言えない悩みを抱えることもある．復学後の周囲との関係性への配慮や，同じ AYA 世代のがん経験者同士のつながりは，支えになる．AYA チームやがん相談支援センターなどに相談し，ピアサポート活動をしている団体や施設情報を紹介できるように連携をとると良い．

・就学支援のポイント

　就学の支援はアイデンティティの基盤作りと人生のキャリアにもつながる．

　同世代の仲間が進学や就職，結婚など人間関係を築く時期に社会から離れることになるため，孤立や疎外感を抱くこともある．親しい人と離れ，医療者や他の入院患者との関係を構築し，勉強の遅れの補い，病気の体験を抱えながら成長発達し，教育のその先に，自分の将来で仕事や家庭生活など社会活動へ主体的に参加できるように支援することが重要である．

　小児がん経験者や AYA 世代発症経験者も，治療に伴う身体症状と後遺症や晩期合併症について症状マネージメントすることができるように支え，「学習したい」という気持ちと，学校など教育の場との連携構築が必要である．医療者は，入院中，自宅療養中，復学してからも切れ目のない教育を受けられるように心を配り，社会的な悩みをスクリーニングして，病院側と教育現場と連携を取り，がん経験者を社会の中で孤立させないように，長期的に継続的サポートの窓口を明確に伝えることを大切にする．

4. 就労支援
1) ライフキャリア開発の視点で社会活動へ主体的に参加できるように

人は，他者や社会との関わりの中で，職業人，家庭人，地域社会の一員など，様々な役割を担いながら生きている．AYA世代は，多くのライフイベントが集中する世代であり，所属する集団の中で，役割の関係や価値を自ら判断し，取捨選択や創造を重ねながら自分の役割を果たして活動する．

「働くこと」を通して，人や社会に関わることになり，その関わり方の違いが「自分らしい生き方」になる．これらはある年齢に達すると自然に獲得されるものではなく，若者の発達段階や発達課題に応じて基盤となるに能力や態度の育成が必要である[6]．

それまでの健康な自分から，病院という環境に適応し，がん経験者として地域へ戻り，社会人として自立と参加が求められる（図3.4.3）．就学と同様に，就労支援では，こうした自立支援の視点で仕事や家庭生活など社会活動へ主体的に参加できるように，状況把握力，自己理解力，判断・意思決定力，説明力，援助要請力など，環境の移行を乗り越えるための力を身に着ける視点で関わりを考えてくことが重要である（図3.4.4）．

高校生や大学など学生は，卒業後初めて社会で働くため，「こうなりたい」という自分の将来像について明確なイメージを持つ人や，「わからない」，「これから探す」，「病気の経験を活かす何かを探したい」と考えている人もいる．

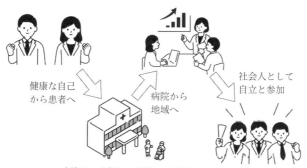

図 3.4.3　小児・AYA がん経験者の環境移行

出典：小児・AYA がん経験者のための就活講座０限目「就学のヒント」．
https://www.youtube.com/watch?v=AnRoxeJk31A を参考に作成

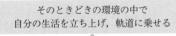

図 3.4.4　移行を乗り越えるために必要な力

出典：小児・AYA がん経験者のための就活講座 0 限目「就学のヒント」．https://www.youtube.com/watch?v=AnRoxeJk31A

病気の診断を受けた時，すでに仕事をしている人は，キャリアを積み重ねる時に職場を離れるため「治療と仕事を続けていけるのか」，「迷惑をかけたくない」，「これを機に退職する」，「正規雇用になりたいのに体力がなくてアルバイトを続けるしかない」と人生に悲嘆する人もいる．

小児がん経験者や AYA 世代のがん経験者は，社会経験が乏しく，治療の副作用や後遺症による体力低下や晩期合併症への不安なども就労の際に大きな悩みになる．「キャリア」は，昇進や昇格という意味ではなく，未来に向けた時間軸の中で継続的に形成される．新規就労や再就職，部署異動などの場面で，現実に向き合うとき，がん経験者であることや，治療の影響に立ち戻ることもある．本人が描く仕事上の理想と現実との隙間を埋めるために，現時点から長期的に，どのようなスキル・職務経験などが必要なのかについて考え，必要なスキルや経験を段階的に獲得できるように，また現実的な計画を立てられるように，相談できる場や人も必要になる．

ライフキャリアとして，病気の経験が，働く目的や意義，そして，人生設計について考えるよい機会になるように，傍らにいる医療者も，患者が治療にどう向き合い，どう過ごしてきたかを知るものとして，対話を重ねながら過ごす時間は大きな存在になる．

2) 小児がん経験者と AYA 世代発症の就労の課題の 1 つ「晩期合併症」

小児がん経験者は，原疾患からの麻痺，運動障害・感覚障害や慢性疲労，内分泌に関連した機能障害や認知機能障害など，身体的合併症が多岐に，そ

して長期にわたることから，障害者手帳を所持している場合も多い．障害者枠や福祉的就労から社会での役割を得ることやダイバーシティ推進により，障害者雇用に力を入れる企業も増えている．障害者採用専門のエージェントの活用や，地域の小児慢性特定疾病児童等自立支援事業の相談窓口，地域の若者サポートステーション事業，若者自立支援事業などの相談窓口，がん診療連携拠点病院にハローワーク相談員，社会保険労務士が派遣されている施設もあるので，相談窓口の利用などを必要に応じて提案するとよい．

　小児がん経験者の就労に関する調査によると，84% は就労し，そのうち89% は障害者手帳を持たず通常の雇用の中で働いている[7]．一方で，約半数が晩期合併症を有し仕事への影響があることや，未就労者の多くは晩期合併症を有し，「通常の就労は困難であるが，十分な配慮があれば就労意欲はある」という結果で，多様性に対応可能ながん経験者に対する支援が望まれている．

　晩期合併症は，治療内容がわかればある程度予測可能でもあるため，就労継続ができるよう，個別のセルフケア指導が医療者の役割として求められる．また，病院とクリニックによる長期フォローアップや成人移行医療，健診センターなどの医療機関と保健所や事業所の産業保健師らの連携やサポートへの期待が寄せられている．治療後，様々なことに挑戦したい気持ちや夢を描きながら，転職や異動などでミスが続くと，自分の努力不足や能力の限界ではないかと不安になることもある．異動や転居など経過に応じて居住環境も変化するため，全国にあるがん相談支援センターや AYA サバイバーシップセンターなどを紹介し，患者本人に，どこに相談できる場所があるかを伝え，長期的なサバイバーシップとしての支援を整えておくとよい．

3) 新卒，新規就労支援──一般的な「就活」の流れを押さえておくこと

　「新規就労」の支援を考えるとき，一般的な就職活動（就活）の流れを知っておくことも必要である（図 3.4.5）．
・高校卒業で就職を希望する場合
　企業からハローワークに求人情報が伝えられ，各高校の進路指導担当教員に届く（図 3.4.6）．そのため，各高校の進路指導担当教員に希望を伝えリス

トに挙げてもらうことが必要になる．

治療で進路指導の時期を逃すことがないように，患者が就職の意思がある場合には，担当教員と就職指導教員との連絡も欠かせないことを，医療者と本人・保護者が共有しておくことが大切である．

・大学新卒の就職を希望する場合

大学生の就活は，自分でエントリーや企業説明会に参加することが必要になる（図 3.4.7）．休学や治療などで誰に支援を求めれば良いか，就活に関する共通の言語さえわからないこともある．就活の時期に，やりたい仕事が見つからない，就活の仕方が分からない（やらない），誰に（どこ）に支援を求めたらよいか分からない，病気のことをどう伝えたらよいか分からないなどから，一般的な就活の流れに乗れないことも少なくない．

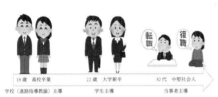

図 3.4.5　AYA 世代の就活
出典：国家資格キャリアコンサルタント 岡田晃氏より提供

- 企業→ハローワーク→各高校に来た求人に応募
- 進路指導・面接練習の機会の不足
- 就職指導教諭に有病者支援の経験が無い
- 入院や治療，体調不良で就活（進学）時期を逃す

図 3.4.6　高校生新卒，一般的就活の特徴とAYA 世代の課題
出典：国家資格キャリアコンサルタント 岡田晃氏より提供

- 自己分析
- 業界研究・職種研究
- 学内就職ガイダンス
- インターンシップ
- サイトに登録（リクナビ・マイナビ・career ticket）
- 面接練習（オンライン面接含む）
- エントリーシートや自己 PR 書の作成
- 合同企業説明会（学内外）参加
- 誰に支援を求めたらよいか分からない

図 3.4.7　大学生の就活
出典：国家資格キャリアコンサルタント 岡田晃氏より提供

学内の就職支援課（キャリアセンター）を活用し相談をすることや，多くの大学では，キャリア支援プログラムや就職支援プログラムを設けており，就職ガイダンス，就職活動スキル，履歴書対策，面接対策，筆記試験・グループディスカッション対策，業界・企業研究などに関する講座を受けることができる．情報を集めるところからサポートするのもよい．厚生労働省は，様々な AYA 世代向けの就職支援を無料で実施している（表 3.4.5）．

表 3.4.5　若者の就労支援の窓口

窓口	対象	支援内容	HP
地域若者サポートステーション	働くことに悩みを抱えている 15 〜 39 歳	キャリアコンサルタントなどによる専門的な相談やコミュニケーションのスキルアッププログラムの提供，職場体験などによる就職支援	https://saposute-net.mhlw.go.jp/station.html
厚生労働省わかものハローワーク	全国の正社員を目指すおおむね 45 歳未満の人	担当者制による個別支援，正社員就職に向けたセミナー，グループワーク，就職後の定着支援等	https://saposute-net.mhlw.go.jp/station.html
厚生労働省「ジョブカフェ」	若者の就職活動をサポートするために都道府県単位で設置	各地域の特色を活かした就職講座・セミナー，カウンセリング，職業相談等のサービスを提供	https://www.mhlw.go.jp/stf/seisakunitsuite/bunya/koyou_roudou/koyou/jakunen/jobcafe.html
求職者支援制度	学卒未就職者なども含まれる	労働の意思と能力があり，早期の就職を実現するために，職業訓練を提供する国の制度	厚生労働省のウェブサイト　https://www.mhlw.go.jp/content/001073991.pdf
求職者支援訓練	求職者支援制度対象者	基礎的能力および短時間で習得できる技能などを習得する「基礎コース(訓練期間：2 〜 4 か月)」と希望職種における実践的な技能等を習得する「実践コース（訓練期間：3 〜 6 か月)」がある	独立行政法人高齢・障害・求職者雇用支援機構「求職者支援訓練」https://www.jeed.go.jp/js/kyushoku/shien/index.html
がん診療連携拠点病院とハローワーク連携による就労支援	がんなどにより長期療養が必要な人	再就支援，治療状況を踏まえた職業相談，職業紹介，就職後の職場定着の支援．ハローワーク担当者が，がん診療連携拠点病院での出張相談．	厚生労働省「長期療養者就職支援事業」https://www.mhlw.go.jp/stf/seisakunitsuite/bunya/0000065173.html

新規の就労支援において，がんに特化した制度は少ない．ハローワークに配置されている長期療養者就労支援事業相談窓口における就労チーム支援や就労移行支援事業，就労継続支援事業を活用するとよい．最近は，地域がん診療連携拠点病院がん相談支援センターでハローワーク長期療養相談窓口の就労支援ナビゲーターらと就労支援を行っているので診断時など早期から連携した支援の介入が望ましい．

4）YA 世代発症がん患者の就労支援：治療と就労を継続する

この世代のがん患者の心理社会的特徴は，家庭や社会での活動が中心である．仕事のキャリアを積み重ねる時期でもあり，病気の先行きへの不安は，仕事への影響，子育て，親の介護など家庭への影響，遺伝子検査，妊孕性温存などに関する治療費用などの負担など，経済的な課題も多い．家族を含めた生活の維持のための支援と情報提供，精神的支援がなければ，治療の選択にも影響する可能性があるため診断時からの支援が重要になる．

最近は，治療をしながら仕事を続ける人も多くなってきているが，AYA 世代は健康であることが当たり前のような世代でもあり，病気休暇の制度も手続きも知らずに，雇用契約の中で保障されている休職制度などを利用せず，早期に退職を決めることもある．初診時など外来通院初期から，また入院時に，職業や就労状況，雇用形態を聞き，早まって退職しないように，復職時の職場との合理的配慮の整え方についてサポートすることを伝えることは重要である．

・がんと診断されたとき

「周りに知られたくない」，「キャリアを捨てたくない」，「治療しながら，仕事できるのか」，周囲からも「治療に専念しないと」などと勧められ，様々な不安を抱く．多くの人が治療をしながら仕事を続けているが，会社側から退職を勧められるケースもある．「働くこと」の意味は人それぞれだが，社会とのつながりとして，経済的な自立のためにも，慌てて辞めないように支援する．治療開始時には，治療計画と症状マネジメント，就業規則や公的支援制度の検討も重要になるので，医師，看護師，がん相談支援センターの仕事と治療の両立支援をサポートする両立支援コーディネーター（看護師やソー

3.4節　社会的問題　　129

表3.4.6　治療時期と職場へ伝えると良い内容

診断時　入院時　治療前	入院・治療中	復職時	復職後
①がんであること（病名を伝えにくい場合は，身体のどの部分の情報でもよい　例：腹部，婦人科系など） ②主治医と，治療の見通し（通院回数，入院期間，治療の内容） ③職場と，休職する場合は，職場復帰の見通し（職場に戻れる時期や，予想される体調・副作用）など ④「事業場における治療と仕事の両立支援のためのガイドライン」や厚生労働省の研究班が作成した「がんと仕事のQ&A（第3版）」を活用	①現状や今後の治療の見通し	①主治医に職場復帰したいという気持ちを伝える ②職場復帰の許可が出たら，〔1〕職場復帰可能な時期（日付）と〔2〕職場に求める業務調整・環境調整（例：残業・出張・夜間勤務の禁止や制限，重いものを持たない，車の運転は不可など）の2点が記載された診断書を発行を依頼（職場の理解を得やすくなる） ③診断書に書かれた内容を自分で理解するように，がん相談支援センターなど職場復帰の相談を活用	①職場と，業務量や勤務スタイル，時間など配慮が必要な内容について相談する（事業場における治療と仕事の両立支援のためのガイドライン」や厚生労働省の研究班が作成した「がんと仕事のQ&A（第3版）」を活用

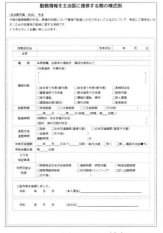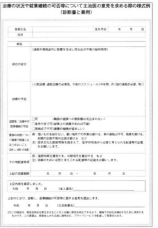

図3.4.8　情報のやりとりのための様式例

出典：厚生労働省．事業場における治療と仕事の両立支援のためのガイドライン．https://www.mhlw.go.jp/content/10900000/001179451.pdf（2024年10月8日アクセス）．

シャルワーカーなど）資格を持つ医療者と相談できるよう調整するとよい．
・伝え方の相談時は，キャリアについて考える機会

　家族や身近な人に，がんのことをどう話せばよいのか悩むように，職場にも「話す・話さない」など，伝え方，タイミング，伝えた後の相手の反応への対応にも悩むことが多い．会社側が知りたいことは，病名や治療内容や予後ではなく，治療の見通し，配慮事項，本人の思いであることを伝え，「いつ」，「何をどこまで」，「誰に」伝えるのが良いか，伝え方を一緒に考えるこ

ともよい（表 3.4.6）．その対話の中で語られる，仕事や人生や誰かへの思いが，病気と生きていくライフキャリアを考える機会にもなる．

診断書を用いて，どのように交渉するとよいか，言葉選びや進め方の構成などコミュニケーションについて，一緒に考える機会を設けると，本人の働くことの意味や価値観などを整理でき，隠れている社会的側面の課題に気付く機会にもなる．

会社の相談窓口として，人事労務担当者への相談を提案する．休職期間，その間の収入，支援制度を確認することや，産業医がいる際には，健康管理を行う医師や看護師，保健師らが，従業員が安心・安全に働くための助言や調整など橋渡し役を担う人とつなぐこともよい（図 3.4.8）．

・復職時／再就職時

復職時には，職場復帰直後は「早く追い付かなくては」という焦りの気持ちも大きく，体力や免疫が低下していることを知らずに，体調を崩すこともある．ペース配分をコントロールすること，身近な同僚や取引先に，現在の自分の状況を伝えるのは良いこと，話しにくいことを無理に伝える必要はないこと，配慮して欲しいことがあれば，理由とともに具体的に伝えるようにすることなどを伝えられるように，予測される状況への対応方法へのアドバイスを提供できるとよい．

また，離職し，再度，社会に出て仕事をしたい，今後も仕事を続けていきたいと望む場合には，自分のペースに合わせた「キャリアプラン」について考えることも必要になる．

・就職はハローワークや若者の就労支援窓口へ

社会人の就活では，地域若者サポートステーション，わかものハローワークへのエントリーが必要になる（表 3.4.5）．社会人経験も少なく面接経験もないこと，病気や治療により人生の方向性の喪失，何をすればよいかということにも悩むこともある（図 3.4.9）．ハローワークの長期療養相談窓

- 人材会社等に登録・ネットのサイトからエントリー
- 社会人経験が少ない（スキル・資格）
- （一般の）ハローワークを使う
- 方向性の喪失・何をやったら良いかわからない
- オンライン面接などの経験がない（少ない）

図 3.4.9　社会人（中堅）の一般的就活の特徴と
AYA 世代の課題
出典：国家資格キャリアコンサルタント 岡田晃氏より
　　　提供

口やジョブカフェなどを活用し，キャリアプランを支援してくれる就労の専門家を紹介するのもよい．

思春期・若年成人（AYA）世代の支援団体や患者会のピア・サポーター（がん経験者による支援）は，同じような悩みを持つがん患者・経験者の相談支援を行っている．関わりと仲間の存在は，本人が社会生活を送る上での支えとなり，キャリアをより豊かにする出会いの機会になるので活用するのもよい．

5. 経済的支援

平成 30 年度に実施された調査の結果，AYA 世代のがん患者では，経済的な負担により治療を変更または断念した割合が 11% であり，一般がん患者の 4.8% の 2 倍以上であった．経済的な悩みを相談したくても，26.5% の人が相談に至っていない．

また，がん罹患により，雇用形態の変化や収入が減少し，治療費がかかるだけではなく，患者本人はもとより家族にも影響を及ぼすなど，様々な負担が治療の選択，継続にも影響し，「経済毒性」という課題も注目されている．経済毒性は，年齢が若く，介護者が配偶者で，所得が比較的低い場合に多いこと，特に，女性，未婚，家族の介護を受けている場合に多い可能性が高く，ご家族の気持ちのつらさや悲しみを増加させる要因となっていることが報告されている（図 3.4.10）．

AYA 世代は，まだまだ経済的基盤が脆弱な世代でもある．家庭を持ち経済的にも社会的にも役割を担っている人もおり，仕事と病気と経済的な不安はつながっている．この世代は介護保険制度を利用できず，最近は，自治体によって介護サービスなど療養の様々な費用の助成をしている．医療費の負担を軽くする制度としては，高額療養費制度，傷病手当金，医療費控除，障害年金などや，生活費の助成や給付などもある．対象となる年齢や所得，障害の有無・程度，健康保険などによって活用できる制度が異なるが，資源が少ないと決めつけずに，必要な制度へつなぐきちんとつなぐことは重要である．参考になる情報サイトとして NPO 法人がんと暮らしを考える会の「がん制度ドック」がある[8]．

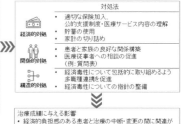

図 3.4.10 日本におけるがん治療に関連する経済毒性についてのスコーピングレビュー
出典：藤森麻衣子. 日本におけるがん治療に関連する経済毒性についてのスコーピングレビュー. https://saqra.jp/studies/study/fog12mgzu（2024年8月1日アクセス）

　教育費の支援制度については，奨学金制度や授業料減免制度について学校の窓口（学生支援課，厚生課など）に確認するとよい．奨学金には給付型と貸与型があるため，奨学金の返還が難しい場合の支援制度について独立行政法人日本学生支援機構などのウェブサイトを参考にするのもよい[9]．

　失業や収入の減少などにより国民年金保険料を納めることが経済的に難しい時は，「国民年金保険料免除・納付猶予制度」の利用を，日本年金機構のウェブサイトを参考にするとよい．

・がんの診断を受けた後に加入できる医療保険

　病気の発症年齢や診断後の経過年数などの加入条件を満たした場合，がんの診断を受けた後に加入できる医療保険が増えている．

6. 専門家に相談

　申請手続きは複雑で時間がかかり，心身のいずれにも大きな負担となることもある．医療費の負担を軽くする制度などは，病院の相談室のソーシャルワーカーやがん診療連携拠点病院のがん相談支援センターにも相談すると良い．労働，社会保険に詳しい専門職（社会保険労務士，ファイナンシャルプランナーなど）につないでもらうことも有用である．専門家のサポーターな

図 3.4.11 がんによる困りごと＆相談先一覧

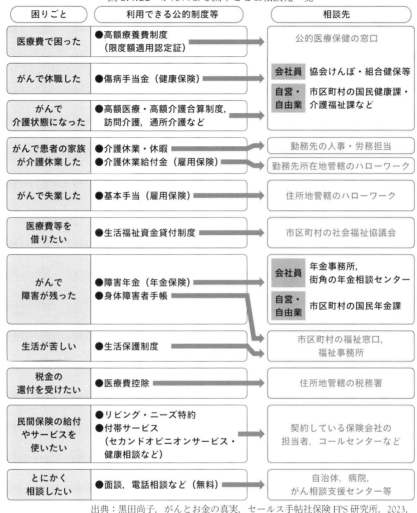

出典：黒田尚子．がんとお金の真実．セールス手帖社保険 FPS 研究所．2023．

どと共に連携し，困りごとの窓口や自分で困った時に相談できる場を伝え，生きる力の育成の支援を考えていくことも重要な点である（図 3.4.11）．

7. まとめ

就学や就労支援は，「キャリア教育」として「生きるちからの育成」につな

がる．それぞれが直面する様々な課題に，柔軟かつたくましく対応し，社会人として自立していくことができるように支援することが求められる．

　いくつもの環境を移行する中で，心理的安全面のサポートとして，がん相談支援センターなど，医療の場にも継続的支援の窓口を明確にすることもよいと考える．そのほか，厚生労働省などのウェブサイトにも有用な情報がある[10-16]．

参考文献
1) 文部科学省．学校におけるICT環境の整備について（教育のICT化に向けた環境整備5か年計画（2018（平成30）～2022年度））．https://www.mext.go.jp/a_menu/shotou/zyouhou/detail/1402835.htm（2024年4月10日）
2) 国立特別支援教育総合研究所．https://www.nise.go.jp/nc/（2024年10月7日アクセス）．
3) 近藤まゆみ，久保五月（編著）．がんサバイバーシップ～がんとともに生きる人びとをへの看護ケア」第2版．医歯薬出版，2024; 131-194
4) 独立行政法人日本学生支援機構．https://www.jasso.go.jp/（2024年4月10日アクセス）
5) 認定NPO法人ゴールドリボン・ネットワーク．https://www.goldribbon.jp/archives/8498（2024年4月15日アクセス）
6) 菊池武剋（2012）「キャリア教育」，日本労働研究雑誌54(4), 50-53, 2012-04 東京：労働政策研究・研修機構
7) 石田光寸志．小児がん経験者の自立・就労実態調査と支援システムの構築，情報発信．小澤美和編．がん診療におけるチャイルドサポート，2014.
8) 国立がん研究センターがん情報サービス（ウェブサイト）．がんとお金（2024年11月18日アクセス）
9) 日本学生支援機構（ウェブサイト）．奨学金（2024年11月18日アクセス）
10) 厚生労働省．事業場における治療と仕事の両立支援のためのガイドライン．https://www.mhlw.go.jp/stf/seisakunitsuite/bunya/kenkou_iryou/kenkou/gan/gan_byoin_00008.html（2024年7月20日アクセス）
11) 厚生労働省．地域若者サポートステーション．https://www.mhlw.go.jp/stf/seisakunitsuite/bunya/koyou_roudou/jinzaikaihatsu/saposute.html（2024年7月20日アクセス）
12) 厚生労働省．わかものハローワーク．https://www.mhlw.go.jp/stf/seisakunitsuite/bunya/0000181329.html（2024/7/20アクセス）
13) 厚生労働省．ジョブカフェ「ジョブカフェにおける支援」．https://www.mhlw.go.jp/stf/seisakunitsuite/bunya/koyou_roudou/koyou/jakunen/jobcafe.html（2024年7月20日アクセス）
14) 「就職活動応援ガイド開発」研究班．「よりよい意思決定のための就職活動応援ガイド」．https://www.ncc.go.jp/jp/icc/healthc-deliv-surviv-policy/project/06/Jobseeking_guide_A4.pdf（2024年7月20日アクセス）
15) AYA世代のがんとくらしのサポート https://plaza.umin.ac.jp/~aya-support/life/work/mab16/）（2024年7月20日アクセス）
16) 厚生労働省．事業場における治療と仕事の両立支援のためのガイドライン．https://www.mhlw.go.jp/stf/seisakunitsuite/bunya/kenkou_iryou/kenkou/gan/gan_byoin_00008.html（2024年7月20日アクセス）

◆ 3.5節　AYA 世代がんのピアサポート

1. はじめに

　15 〜 39 歳の AYA 世代がんは 2000 年代初期に米国 Surveillance, Epidemiology, and End Results（SEER）計画のデータから，5 年生存率の改善率が最も悪い年代として注目された[1]．その後，治療成績だけでなく，疾患や治療が生殖機能に及ぼす影響や晩期合併症，就学・就労・結婚などのライフイベントに及ぼす影響，医療費助成の不足など，AYA 世代に特有な課題や困難が明らかとなった．本邦では AYA 世代がんは年間約 2 万人が発症し，2017 年度に策定された国の第 3 期がん対策推進基本計画でも「AYA 世代におけるがん医療の充実」が掲げられ，以後 AYA 世代がんへの対策が進められている．本節では AYA 世代がん患者・経験者へのサポートのうち，ピアサポートに関して本邦の AYA 世代ピアサポートを実践してきた立場で筆者の私見を交えて概説する．

2. AYA 世代がん患者・経験者のピアサポートのエビデンス

　ピアサポート（peer support）とは，「同じような立場の人」や「仲間」によるサポートといった意味で用いられる言葉である．ピアサポートの有効性は従来から様々な領域で認められている．がん領域においてもピアサポートは有効な支援のひとつであることが認識されている．Ziegler らのシステマティックレビューでは，多くの研究でピアサポートが心理的エンパワーメントの増加につながるため，がん治療の現場に，より組織的に関与する必要があることを報告している[2]．少数例ではあるが，AYA 世代がんにおいても，院内ピアサポートプログラムが AYA 世代がん患者の不安軽減につながる可能性を報告している[3]．AYA 世代がん患者・経験者のピアサポートは，他の疾患とは異なる特有の意義や課題があるとされて，これらを取り上げた研究は増えてきている．

3. AYA 世代がん患者・経験者のピアサポートとは何か

　一般に，抱える問題のマイノリティ性が高いほど，当事者は「普段はなかなか口にできない」悩みに苦しんでおり，その点においてピアサポートは課題解決の大きな力となり得ると考えられる．特に，AYA 世代がんは，がん種や年代も様々で，それぞれライフステージに応じて，恋愛，結婚，妊孕性，就学，就労，医療費などに関して様々な社会的困難を有しており，問題のマイノリティ性が高くピアサポートの課題解決に大きな力になると考えられる．

　筆者の考える AYA 世代がん患者・経験者のピアサポートを以下に述べる．AYA 世代がん患者・経験者はライフイベントを多く経験する年代であることから，当事者が抱える困難は医療上の問題にとどまらず，生活や人生に関する悩みに発展する．そういった困難に対する答えを医療者は持ち合わせておらず，医療者での解決が困難である．そういった困難への向き合い方は，最終的には本人が答えを導き出し，決断することとなる．経験した困難に対して向き合い，一人で決断する，その過程は孤独と心理的な苦痛を伴う．その支えとなるのがピアサポートであると考えている．例えば，就職試験の時にがんに罹患したことを伝えるかどうか迷った時，例えば，がんの根治が難しいとわかった時，そんな時に一人でどうすれば良いか考えることは，今まで経験したことのない孤独と心理的な苦痛を伴うこととなる．そのような時に，同じような経験をしている仲間，ピアサポートの存在は，ひとりではないと勇気を与えてくれると同時に，自分がどうしていくかを決断する支えやヒントになる．AYA 世代がんと向き合い，これからの人生を進んでいくために，ピアサポートの存在はとても重要な役割を果たす．以上から筆者は「同じような経験をした仲間がいることを感じられること」，「同じような場面での経験を共有できること」この 2 つが得られるサポートが広義のピアサポートであると考えている．

4. AYA 世代がん患者・経験者のピアサポートのニーズ

　海外では AYA 世代がん患者・経験者でのピアサポートニーズが高く[4]，特に AYA 世代がん経験者でのニーズが高い[5]ことが報告されている．また，多くの AYA 世代がん経験者のアンメットニーズとしてピアサポートが挙げら

れ[6]，治療による社会的孤立やがんの影響などに関して，他のピアと話し合う機会を求めていることも報告されている[7]．

本邦では，2016年にAYA世代がん患者のニーズ・アンメットニーズの調査が行われた．その結果，ピアサポート（同年代の患者，経験者との交流）についての相談のニーズは54.7 %であり，アンメットニーズが67 %と高かったことを報告している．また，AYA世代がんのあり方研究会が作成するAYA世代のための情報提供ツール，「若くしてがんになったあなたへ　LINE公式アカウント」は，現在6,000人以上のユーザーが利用している．そこでのユーザーアクセス数でも圧倒的に多いのが患者会と体験談へのアクセスであり，本邦のリアルワールドの情報ニーズとしても，体験談と患者会情報のニーズが圧倒的に高いことがわかる（図3.5.1）．以上から本邦においても海外の報告同様，AYA世代がん患者・経験者のピアサポートニーズは非常に高く，またアンメットニーズも高いといえる．

5．ピアサポートとしての患者会の役割

海外のシステマティックレビューにおいても，がん領域におけるピアサ

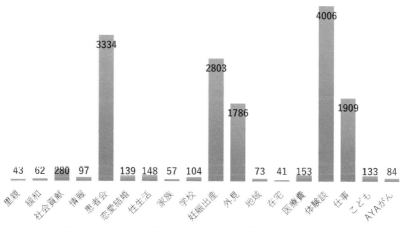

図3.5.1　LINE公式アカウントアクセス数（2023/8/10時点）

ポートの有用性の報告とともに，ピアサポートグループへの参加のポジティブな効果の報告も多く，がん治療や臨床現場へのより組織的な関与を推奨している[1]．日本では2009年に「若年性がん患者団体 STAND UP!!」が設立され日本最大のAYA世代がん患者団体として活動している．AYA世代患者会は「STAND UP!!」の他に乳がんに限定した患者会「若年性乳がんサポートコミュニティ Pink Ring」をはじめ，北海道から沖縄まで全国10数団体がAYA世代がんの交流会活動を行っている．近年各地方にもAYA世代の患者団体が設立されてきており（図3.5.2），全国どこにいても患者会によるピアサポートが受けられる体制が整備されることが期待される．

患者会のメリットは，患者同士の交流会で直接会ってコミュニケーションが取ることができ，より深い関係で闘病仲間との関係構築が可能となる点にある．特に規模が大きい患者会では，自分と同じがん種，同じような境遇の人と出会う可能性が高くなり，個々人が共有したい経験を共有することが可能となる．患者会のデメリットは，参加するまでは患者会活動の実情がわか

図3.5.2　全国AYA世代交流会を行っている患者会(一部を紹介)

りにくいことや，がん罹患の現状からある程度気持ちの整理ができないと患者会に参加するという一歩を踏み出すのが難しいことから参加への心理的なハードルが高い点にある．また，AYA 世代がん患者・経験者は患者会に参加した際に自分の思いや伝わらない体験や他言されることへの不安感から「信頼の揺らぎ」を体験し，一部ネガティブな感情の想起があることも報告されている[8]．会場に赴く労力もデメリットとなるが，新型コロナの感染流行により，患者会の活動でもオンラインが取り入れられるようになり，遠方であってもオンライン交流会などで交流が可能となっている．オンライン患者会においてもがん患者に対するピアサポートとしての有用性が報告され，対面の患者会同様有益なピアサポートと見なされる可能性も言及されている[2]．

一方で 2024 年現在，患者会に所属している AYA 世代がん患者は，最大規模と思われる STAND UP!! で 500 人前後，その他の患者会を合わせても 1000 人から 2000 人と概算される．本邦では AYA 世代がんは，年間 2 万人発症するといわれており，大部分が患者会には所属していないことがわかる．なぜ大多数の AYA 世代がん患者は患者会に所属していないのか，筆者が行った「AYA 世代がん患者の心理社会的困難及び成長に関する調査研究」での調査結果を示す．AYA 世代がん患者・経験者全 212 人のうち患者会所属のない 105 人の AYA 世代がん患者会に所属しない理由を調査した．最も多かったのが患者会に入る必要がないという意見であった（53 %）．次いで AYA 世代がん患者会の情報がなかったことが理由であった（40 %）（図 3.5.3）[9]．患者会

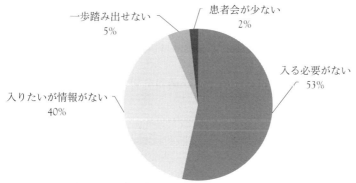

図 3.5.3　患者会所属なしの理由（N = 105）

に所属していない約半数の人に情報提供する必要があると同時に，約半数の情報を必要としていない人への不要な情報提供を避けなくてはならないという，非常に困難な情報提供が医療者には求められている．医療者としてはAYA世代がん患者・経験者に患者会の情報を提供する際，患者会としてのピアサポートを望んでいない人も多いこと，ネガティブな感情を抱く可能性が一部あることを理解しながら，患者会情報を必要としている人に情報を届ける必要がある．このようなAYA世代がん患者の複雑な情報提供はAYAがんの医療と支援のあり方研究会（AYA研）の提供するLINE公式アカウントを用いて行うことが1つの方法として考えられる．LINE公式アカウントの詳細に関しては「7. AYA世代がん患者，経験者への情報提供」で後述する．驚くべきことに，患者会に入る必要がないとの回答が半数を占めた結果は，先ほどピアサポートへのニーズが高いことに矛盾することがわかるが，このことはAYA世代がんにおけるピアサポートの多様性が関連していると考えられる．

6. AYA世代がんのピアサポートの多様性

　ピアサポートは前述のように,「同じような経験をした仲間がいることを感じられること」，「同じような場面での経験を共有できること」が得られるサポートと広い意味では考えられる．患者会はピアサポートの1つの形であるが，AYA世代がん患者に多様性があるように，ピアサポートの形にも多様性がある．AYA世代がん患者，一人一人にあった形で，仲間の存在を感じられること，経験を共有することが重要である．直接会うのが苦手だが，SNSでの交流が親しみやすい人，SNSでの交流は苦手だが，文章や漫画が親しみやすい人，様々なニーズがAYA世代がんには存在している．本邦においても，多様なニーズに対応する多様なピアサポートが存在している．患者会の他に，体験談，SNSに大別される．

　体験談を共有することも，同じような仲間の存在を感じ，経験を共有することが可能であることからピアサポートの1つの形であると考えられる．体験談のピアサポートとしてのメリットは，経験共有の心理的ハードルが低いことが挙げられる．デメリットとしては直接のやりとりはできず，書いてあ

る情報以上のことが得られない点である．現在体験談の提供方法も個々人のニーズに合わせて文章，動画，漫画と多様な媒体が存在している．文章として体験談を発行しているものに，「STAND UP!!」の発行するフリーペーパーがある（図 3.5.4A）．現在までに 100 編を超える体験談を掲載しており，多くのがん種や経験を共有することが可能となっている．動画という形で体験を共有しているものには「がんノート」があり，現在まで 100 人以上のインタビュー動画や対談を提供している（図 3.5.4B）．漫画での経験共有をしているものには「AYA COMICS」があり（図 3.5.4C），漫画という気軽に読むことができる媒体での経験共有を可能としている．

　AYA 世代がんでは SNS での情報交換も多く行われている．個人で X，Facebook，Instagram などで闘病アカウントを作成し，同じ病気や同じ境遇の人と出会い，経験を共有している．SNS のピアサポートとしてのメリットは，顔を出さなくてよい分，患者会より心理的ハードルが低い点，全国から多くの AYA 世代がん患者が利用している媒体であるため，同じ境遇の人に出会い直接やり取りが可能である点にある．デメリットは，情報が意図していないユーザーにも公開される点や詐病アカウントの存在や誹謗中傷にさらされるリスクがある点などがある．

　上述のように，AYA 世代がんには多様なピアサポートの形が存在し，それぞれに特徴があり，それぞれの AYA 世代がん患者・経験者にあったピアサポートを選ぶことができることが理想的である．そして，AYA 世代がんのピアサポートの形は時代の流行とともに変化していく特徴もある．ピアサポートを提供する側はピアサポートの形を 1 つに決めつけず，時代，本人にあったピアサポートを選択できるよう，様々なピアサポートの情報を提供する必要がある．

図 3.5.4　体験談提供サイトへのリンク
A：STAND UP!!．B：がんノート．C：AYA COMICS．

7. AYA 世代がん患者，経験者への情報提供

　AYA 世代の多様性に応じた情報提供ツールとして先に挙げた LINE 公式アカウントがある（図 3.5.5 内の QR コード）．AYA 世代がん患者・経験者のための情報提供ツールで，現在 6,000 人を超えるユーザーを有しており，患者会，体験談，妊孕性，就労，就学，恋愛，結婚など AYA 世代がん患者・経験者の多様な情報ニーズに合わせた情報提供を行っている．情報はユーザーが知りたい情報を入力すると，医療者，AYA 世代がん経験者が厳選した，わかりやすく，正確な情報リンクが複数送付されるように作成されている．例えば，ユーザーが「体験談」と入力すると，上述した「STAND UP!!」の体験談や「がんノート」の動画，「AYA COMICS」の漫画などのリンクが自動返信され，ユーザーは体験談に関する有益な情報にアクセスすることができる

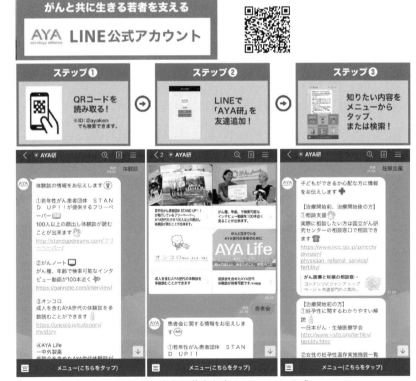

図 3.5.5　がんと共に生きる若者を支える　LINE 公式アカウント

（図 3.5.5）．そのため，AYA 世代がん患者・経験者は，LINE 公式アカウント上で知りたい時に知りたい情報だけを選択的に得ることが可能となっている．また，LINE 公式アカウントは，新たな情報や時代の情報ニーズの変化に合わせて，定期的に内容

図 3.5.6

を更新しており，時代に合わせたニーズの変化にも対応している．LINE 公式アカウント情報を 1 つ渡すだけで様々な情報のニーズや時代のニーズ変化にあった情報が提供可能となるため，情報提供の際にお勧めしたい．LINE 公式アカウント情報提供用の名刺サイズのチラシを図 3.5.6 の QR コードから無料で取り寄せ可能であるので，ぜひご利用頂きたい．

8. まとめ

　AYA 世代がん患者・経験者のピアサポートは「同じような経験をした仲間がいることを感じられること」，「同じような場面での経験を共有できること」この 2 つを得られることであると考えられ，患者会のみならず，体験談や SNS など多様なピアサポートが存在している．AYA がん患者・経験者のピアサポートのニーズは高く，医療者を含む情報提供者は時代，個人のニーズにあったピアサポートの情報を提供する必要があり，LINE 公式アカウントなど AYA 世代がん患者・経験者自身が情報を選択できるツールでの情報提供が薦められる．

参考文献
1 ）Adolescent and Young Adult Oncology Progress Review Group. Closing the Gap: research and care imperatives for adolescents and young adults with cancer. Report of the Adolescent and Young Adult Oncology Progress Review Group. U. S. Department of Health and Human Services, National Institutes of Health, National Cancer Institutes and the LIVESTRONG Young Adults Alliance. NIH Publication No. 06-6067. 2006.
2 ）Ziegler E, Hill J, Lieske B, Klein J, dem OV Knesebeck, Kofahl C. Empowerment in cancer patients: Does peer support make a difference? A systematic review. Psycho-oncol. 2022; 31: 683-704.
3 ）Hirayama T, Kojima R, Udagawa R, et al. Preliminary Effectiveness of an In-Hospital Peer Support Program, Adolescent and Young Adult Hiroba, on Anxiety in Adolescent and Young Adult Patients with Cancer. J Adolesc Young Adult Oncol. 2023. doi: 10.1089/jayao.2023.0065.
4 ）Zebrack BJ, Mills J, Weitzman TS. Health and supportive care needs of young adult cancer patients and survivors patients. J Cancer Surviv. 2007; 1: 137-45.
5 ）Fern LA, Taylor RM, Whelan J, et al. The art of age-appropriate care: reflecting on a conceptual model

of the cancer experience for teenagers and young adults. Cancer Nurs. 2013; 36: E27-38.

6) Sawyer SM, McNeil R, McCarthy M, et al. Unmet need for healthcare services in adolescents and young adults with cancer and their parent carers. Support Care Cancer. 2017; 25: 2229-2239.

7) Dobinson KA, Hoyt MA, Seidler ZE, et al. A Grounded Theory Investigation into the Psychosexual Unmet Needs of Adolescent and Young Adult Cancer Survivors. J Adolesc Young Adult Oncol. 2016; 5: 135-45.

8) 小林幹紘，津村明美，益子直紀，他．AYA 世代がん患者・経験者へのピアサポートに関する文献レビュー．日がん看会誌 2023; 37：15-24.

9) 上野翠，松井基浩，瀬戸真由里，他．小児がん経験者と AYA 世代がん患者のがん患者会に関する実態調査．第 21 回日本小児がん看護学会学術集会発表データ．

4章
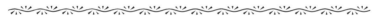
患者の周囲の人々へのサポート

◆ 4.1節　患者の親へのサポート

1. はじめに

　「パートナーは来世で」——29歳で乳がんを発症,8年後に残存乳房に新たな乳がんを発症し治療に取り組んだAさんは,その初期治療を終えて職場復帰をした矢先に転移再発が判明した.本人は衝撃はあったものの「なったものは仕方がない.切り替えて前に進むしかない」と治療に取り組むことにしたが,両親が感じる衝撃,特に母親の悲しみは強く,母の方が心配であると語った.Aさんは,一人娘の一人っ子,冒頭の言葉は両親とAさんを交えての面談の中で語られた言葉である.父は,「パートナー,そういう人ができれば,それはそれでいいと思います」,母は,涙をぬぐった.乳がんを発症してこの10年,親子はどのような思いで過ごしてきたのだろうかと思い,対話の中での流れとはいえ「パートナーは?」と,かけた自分の言葉を後悔した.

　Bさんの両親との出会いは,緩和ケア病棟へ入院する38歳の娘に関わりたくても関われないもどかしさを抱えての面談であった.すでに自立して一人暮らしをする娘にどのように関わればよいのか,進行する病状を受け入れがたい思いとともに,これまでの親子の関係性から思うように声が掛けられないと,脳転移に伴う精神症状でコントロールすることが難しい状況で表出されるBさんの感情に耐えがたい思いを抱えての相談であった.

　二組の事例に共通するのは,家族の物語の中での予期しない子どもの重い病いをどのように受け止め,どのように支援していけばよいのかと悩む親の葛藤であり,思い描いていた子どもの将来への希望や期待にどのように折り合いをつければよいのかと苦悩する姿である.また,幼少期からの親子関係の連続の中に今があり,これまでどのように関係性を築いてきたのか,簡単

には変えられない親子関係のありようが存在する．このような家族に（親に）どのようなサポートが可能だろうか．AYA 世代の患者の親世代の抱える課題と共に考えてみたい．

2．AYA 世代の発達段階と親が抱える課題と対応

AYA 世代は，15 〜 19 歳の A 世代（思春期）と 20 歳以降の YA 世代（若年成人）として分けられるが，家族との続柄と形態から考えると，生まれ育った家族と共にいる思春期と，家族から自立する「離家」の若年成人，新たな家庭を持つ若い人ということができる．この生まれ育った家族を「原家族」，婚姻でつくる家族を「生殖家族」と呼び，この原家族と生殖家族メンバーはそれぞれ立場と異なる文脈をもって医療者の前に現れる，とされている[1]．

また，AYA 世代は心理社会的に親から自立を果たそうとする時期であるが，がんの罹患や長期にわたる治療で親への依存を余儀なくされる．一方，YA 世代においては，心配をかけたくないと病名や病状・治療内容などについて親へ伝えないで治療を受けている患者もいる[2]．

一方，AYA 世代の親は，患者の年代により 30 代後半から 70 代と幅広く親が抱える発達段階での課題と家族の発達段階における課題を抱えている．家族のライフサイクルの発達段階において，A 世代の子どものいる親は，① 思春期の子どもが物理的に親に依存しながらも心理的に独立を求めることによる親子関係の変化に対応する，② 結婚生活と職業生活を再度見直すことに焦点を当てる，③ 年老いた世代を夫婦が世話をする，という対応が求められる．YA 世代の親は，① 2 人だけの夫婦システムとして調整しなおす，② 成長した子どもと親が大人としての関係を築く，③ 成長した子どもとその配偶者と配偶者の家族との関係を調整する，④ 祖父母の病気，障害や死に対応する，などの対応が課題としてある．さらには，70 代といういう高齢の親にとっては，身体的な衰えに直面しながら，自身あるいは夫婦の機能と興味を維持する，配偶者，兄弟や友人の喪失を体験しながら，自身の死の準備をする段階でもある[3]．

患者の年代によって患者自身もそうであるが，親世代も多様な状況があり，家族がどのような発達段階を経て今にあるのかをよくアセスメントして個々

の状況に応じた支援が求められる．近年においては結婚についての価値観の変化もあり晩婚化や未婚化[4,5]と共に，多様な価値観を持つ YA 世代と親世代が生きてきた文化的な背景からの価値観の相違による親子間の葛藤など，課題を持っている場合もある．

これまで述べてきたような患者・家族への支援に関わる私たちは，患者の世代に応じた親の世代における課題と家族の発達段階における課題について理解を深めつつ，一人一人違う物語を生きてきた存在としての「その人」自身と「患者の親」としてのその人を理解して支援する必要がある．

小澤らによれば，AYA 世代のがん患者の終末期における親は，気持ちを話す機会を必要としているが満たされておらず，死別後の相談窓口のニーズも高かった[6]．相談相手は配偶者や同じ経験をした家族が多く，相談内容は遺族自身の生活意欲（63.6 %），精神的な問題（60.6 %），きょうだいの精神的な問題（42.4 %）が多かったと述べている．また，相談者の割合は，患者が15 歳～ 24 歳までは家族からの相談が多く，25 歳～ 29 歳では患者本人と親からが同じ程度で30 歳～ 39 歳では親からの相談割合は本人の 3 割程度に減じている．がん患者の相談において相談員が対応困難な場面として15 歳～ 19 歳までの予後不良の告知や心理・情緒面のケアが高く，30 歳～ 39 歳において治療拒否・脱落，就労支援が高く挙げられているのも世代の特性であり，そこに関わる親の課題でもあるといえる[6]．対応する支援者もまた，支援者自身の年齢や職業人としての発達段階によって対応は異なり，チームとしての対応が望まれる．野波らは，AYA 世代がん患者と両親に対する看護師の葛藤について，肺がんステージⅣの 20 代の患者と両親の相反する意思決定の狭間で生じる葛藤について，「両親の気持ちに共感しつつも両親の意思決定権が強いために患者への意思決定支援ができないこと」や，「患者の告知が必要と思いながらも踏み込めない現状」について何が最善であるのかを考えて揺れ動きながら寄り添い続けることの重要性について述べている．しかしながら，20 代という患者の発達段階から考えれば，患者は自分の意志決定ができる段階でありむしろ患者の権利としても尊重されるべきことである．両親の悲しみに寄り添いつつも，患者が自分自身のこととして理解し患者の希望を語れるように支援する必要があると考える．また，看護師の世代や経験値によっ

てそれぞれが果たす役割が異なることが明確になり補完しながら関わることの必要性も示唆されている[7]. 看護師の経験値や年代によって，誰が患者の両親の支援をしたら良いかをチームの中で検討して関わる必要性がある. 多職種によるチーム支援に合わせて支援者の世代の相違による特性を補完しながら患者や家族への支援が必要である.

3. 事例を通して親への支援を考える〜幼い子を持つ患者の親の課題―子どもを喪失する親の悲しみ，患者が残す子の養育と葛藤〜

事例：35歳，第2子の授乳期に乳がんを発症したCさんの両親.
　　　Cさんは同い年の会社員の夫と小学1年生と幼稚園年少4歳の2人の女の子と4人暮らし. Cさんの両親の家の敷地内の住居に暮らしている.

Cさんは，手術後2年で肺転移・肝転移が判明. 積極的に治療に向き合うとともに，手術時4歳と2歳の子どもたちの保育園の役員を引き受け，率先して様々な活動を行い，いつも子どもたちと共にあった.

Cさんの願いは，いずれ自分が逝った後に子どもたちが寂しくないように多くの友達を作り，思い出をたくさん作って欲しいこと，Cさんの気がかりは子どもたちの将来，何よりも子どもの成長に夫にもっと積極的に関わってほしいことだった.

Cさんは病院で理学療法士として勤務しており，職場の信頼も厚く，できれば職場復帰することを目標に，職場の上司や友人たちと連携を取りながら希望をつないでいた. Cさんは，転移再発治療の開始とともに，両親の勧めもあり実家の敷地内にある以前祖母が居住していた住居で平日を家族で過ごし，週末は車で30分ほどにある自分たちの家で過ごしていた. 2人の子どもの世話はほとんどCさんの母親が担っていた.

Cさんの両親，特に母親は病状の進行に対する焦燥や怒りと悲しみの中で，幼い子供の世話をすることが時に苦しく，行き場のない気持ちはCさんの夫の育児態度への怒り，Cさんの夫の両親への怒りとして表出され，信仰にすがることも多くなっていた. 面談の中で，Cさんの両親の語られる思いを聴いた. 60代も後半になり，これからいつまで孫の世話ができるのか，娘（C

さん）が逝って孫たちはちゃんと成長できるだろうか，娘に託された孫たちの世話を担いたい気持ちと嫁ぎ先のCさんの夫の両親が世話をするのが本来ではないのかとの思いで葛藤していた．それは，結婚を許したことの後悔までさかのぼり，Cさんのこれまでの物語を両親を通して聞くことができた．親より先に逝く娘への慈愛に満ちた思いは，Cさんの夫にとって，お世話になってる引け目や妻の想いを大切にしたい思いと相まって苦痛になっていることは容易に想像できた．担当医と相談し，まずは，Cさんの夫との面談を計画した．

夫は，子どもたちへの思い，受け入れがたい妻の病状と治療への可能性を語った．週末に自宅に帰る時が子どもたちと過ごす時間であり，ほっとしている時間でゆったりだらだらと過ごしてしまう，と妻の両親と過ごす緊張感と自宅でだらだらと過ごす，怠惰な（自由な）自分の時間のバランスを何とか取りながら過ごしていることを語った．また，Cさんは，夫に対して子どもの養育への願いを常々話しており，Cさんの実家のお世話になることが子どもたちにとってもよいことだと思っていた．さらに，自分の親との関係性からCさんの病状を自分の親にあまり話せていないことで，どのように考えればよいか迷い進められないでいる思いを語られた．夫の希望もあり，Cさんの両親と夫の両親とを交えて家族面談を行った．

激しい怒りや悲しみ，悔しさなどの感情は，家族が問題解決をするプロセスを妨げるものである．家族機能の感情領域に働きかける介入によって，家族の前向きに歩もうとする力を妨げる家族の感情的興奮を和らげたり，問題解決を促進させる肯定的な感情を増加させる[8]といわれている．

関係者が感情表出しやすいように円環的なインタビュー[*1]を心がけた．双方の両親の気持ちが語られ夫の両親からCさんの両親に対して感謝やいたわりの言葉がかけられると，わかりつつも悶々としていたCさんの母親は，気持ちに折り合いがついたようであった．何より娘の願いを果たしていくことが自分の役割であると表明したうえで，Cさんの夫に父親としてしっかりし

＊1　臨床心理学における家族療法の1つのコミュニケーションのあり方．「円環」という概念で捉える考え方で，人間関係を，一方通行ではなく円環的に深く認識するように質問（対話）を進める方法．

てほしいこと，夫の両親には時に夫を支援してほしいことなどを語られた．Cさんの両親の願いは，Cさんの心残りをできるだけ少なくしていくことと語った．Cさんは，最期の時が近づいていることを受け止めつつも，小学校1年生と年少の子どもへ「どのように伝えるかが一番の気がかり」と話し，親子で一緒に語りながらレガシーノートを作ろうと取り組んだ．しかし，「写真を集め，伝えたい言葉もある」，「でも一緒には難しい」ため，一緒に作らなくてもよいこと，Cさんの気持ちを伝えたらよいことを話し，少しずつノートを作り始めた．エピソードを話しながらノートに写真を貼り，言葉を添えていった．長女にはたくさんの言葉を残したい．言葉が必要だから，と話した．今は読めないかもしれない次女も，後で読むときに長女と同じように残してほしいと思うからと，言葉を一緒に選び，Cさんの思いを伝えることを約束した．呼吸停止を来したCさんを訪ねた筆者に向かって，「ママが死んだ」と言う長女にノートを渡すと「ママは，こんなことをしてくれていたんだ」とノートを抱きしめた．そして，残されたページに「ママ，二人を育ててくれてありがとう」と書いた．その様子をCさんの両親はほっとした表情で優しく見守った．Cさんの母親は孫たちの成長を感じたと語った．

その後，Cさんの両親は，季節のイベントの時などにCさんの夫と孫たちと会った．Cさんの母親から，夫が予想以上に頑張っていることが嬉しいこと，孫たちも子どもらしく成長していることを感謝とともに語られた．週末の父子3人の暮らしを楽しんでいることを祖母として安心していること，自分も休息がとれていることなど，Cさんが逝って3年間の家族の成長が語られた．

4. おわりに

筆者自身は，乳がんの患者と関わっており，YA世代の患者とその親世代との関わりを多く経験している．子どもの病気は親にとって何にも代えがたい衝撃であり悲しみである．なぜ子どもが病気になったのか，代わってやれるものなら代わってやりたい．これまでの親子関係への自責感や後悔を語られることも多く経験する．Cさんのように幼い子供を残して逝く子どもを持つ親は，将来への悲観や育児への介入方法への戸惑いや悩みも抱えるが，患

者がどのように考えて対応しているのかなど，それぞれ異なる．Ｃさんのように，希望を持ちつつも自分の病状や予後について理解して，子どもの養育に関わってくれる両親，特に母親に委ねられるということはよく経験することでもあるが，そこには様々な葛藤がある．Ｃさんは，自ら人との関係性を作り，絆を深め，関係性の中で委ねることを可能にする力を持っている人であった．同じように多くの患者さんが子どもの将来を案じ，子どもの成長をどのように支援していけばよいか考えて行動していても，関係する周囲の状況は様々で，親の年齢や健康状態，これまでの親との関係性などによってそれぞれに異なる．親との関係性が語られることも必然であると考えて，患者のこれまでの物語を聴く中で親との関係性を聴き，支援の必要性をアセスメントして関わっていくことが重要であると考える．さらには，本来持っている家族の力をアセスメントして関わることはとても重要なことである．

AYA 世代は自立していく世代である．その過程の中で，患者自身がどのような発達段階であり，どのような課題を抱えているのか理解できるように働きかけ，本人にとっての最善を考え関わっていくことが重要である．治療の過程において受け入れがたい思いに折り合いをつけることを可能にするのは，患者の親よりも患者自身が患者らしく生活できていることを感じられることではないかと考える．

はじめに述べたＢさんの母親は，Ｂさんの精神症状が受け入れがたく，医療過誤ではないかと怒りが強くなった時期があった．感情表出できるように関わりを持つ中で，自分の後悔を語られ，Ｂさんとのこれからの親子関係を紡げない無念さを語られた．それから 3 年が経過し，「ここに来たら娘がいるような気がする」と，時々訪ねて来られるようになった．

親が治療の過程において受け入れがたい思いに折り合いをつけられるのは，子どもである患者自身が患者らしく生活できていると感じられることではないかと考える．Ａさんの両親は，Ａさんが治療を継続しながらも仕事に復職し，一人暮らしを再開できたことを見守っている．Ａさんが望む生活が少しでも長く続けられることが親の希望につながっている．

患者から見た親との関係と親から見た患者とのありようはそれぞれの文脈の中で違っていても当然のことであることを受け止め，それぞれの語りを聴

きながら，双方がお互いに理解し合えるように関わる必要がある．親もまた親の発達課題があり，どのように対応してきているのか，そこに子どもの深刻な病状があること，家族をシステムとして理解し，家族の持つ力を高められるような支援が重要であると考える．

参考文献
1）柳原清子．AYA 世代〜患者と家族の「語りあえなくなる関係」を考える〜．がん看護，2024；29: 148-154.
2）平成 27-29 年度厚生労働科学研究費補助金（がん対策推進総合研究事業）「総合的な思春期・若年青年「AYA」世代のがん対策のあり方に関する研究」班編．医療従事者が知っておきたい AYA 世代がんサポートガイド．金原出版，2018.
3）森山美知子．カルガリー家族アセスメントモデル第 1 部 5 章 4 家族発達のアセスメント．森山美知子 編．ファミリーナーシングプラクティス家族看護の理論と実践．医学書院，2001.
4）厚生労働省．婚姻年齢の推移．https://www.mhlw.go.jp/stf/wp/hakusyo/kousei/19/backdata/01-01-01-09.html（2024 年 3 月 20 日アクセス）
5）本川裕．図録，平均初婚年齢とその男女差の長期推移．https://honkawa2.sakura.ne.jp/2778.html（2024 年 3 月 20 日アクセス）
6）小澤美和．AYA 世代がん患者とその家族支援に関する研究厚生労働科学研究費補助金（がん対策推進総合研究事業）分担報告書，総合的な思春期・若年成人（AYA）世代のがん対策のあり方に関する研究．
7）野波千晃，岡林ひとみ，牛窓帆乃香．AYA 世代がん患者と両親に対する看護師の葛藤〜告知から看取りまでの意思決定支援を振り返る〜，高知赤十字病院医学雑誌，2018; 23: 67-72.
8）森山美知子．カルガリー家族アセスメントモデル第 1 部 6 章 5 家族機能の感情領域に働きかける介入技術．森山美知子 編．ファミリーナーシングプラクティス家族看護の理論と実践．医学書院，2001.

◆ 4.2 節　子どもへのサポート

1. はじめに

　2015 年国立がん研究センターの調査によると, 18 歳未満の子どもがいるがん患者は, 年間 56,000 人, その子どもは約 87,000 人に上る[1]. その多くは乳がん, 婦人科系がんを中心とした AYA 世代であると想定される. がんと診断された人に養育の必要な子どもがいる場合, 自身の治療と親としての役割をどのように両立させたらよいか, 悩ましいことであろう. 子どもにとっても, 親の病気はこれまでの生活に変化が生じる. 通院や入院による親の不在, 脱毛などの外見上の変化, 倦怠感や食欲不振などの体調不良, 気分の落ち込みなど, 親の闘病は子どもにとって非常に心配な出来事であり, 適切な情報や関わりがなければ, 不安を増幅しかねない. 本節では, 親ががん患者である子どもへのサポートについて考える.

2. 子どもを持つがん患者

　子どもへのサポートの前に, その親である子どもを持つがん患者について考える. 子どもを持つがん患者は, がんと診断されショックを受けている上に, 「病気になって申し訳ない」, 「みんなに迷惑をかけてしまう……」と語り, 子どもに十分な世話をしてやれない自分を責める人が少なくない. 子どもを持つがん患者に対して, 子どもに関する気がかりを調査した結果[2]によると, 「心配や不安を抱えさせたくない」, 「申し訳ない」といった心理的項目に該当すると回答した人は 8 割を超え, 「病名の伝え方」, 「病名を伝える時期」といった子どもへの具体的な関わり方の項目を大きく上回った（図4.2.1）. そのことからも, 最も優先されることは, 直接子どもに会って何かをしたり, いきなり患者に助言するのではなく, 不安になっている患者の心情をくみ取り, 丁寧に話を聞き, 支えることである. がんと診断され, 何も考えられなくなっている人には, その衝撃を受け止められるよう, 優しく静かに寄り添いたい. また, 手術を控えてその恐怖に怯えている人には, 子どものことよりも, 手術を決断し治療を頑張ろうとしている姿勢を称えるほう

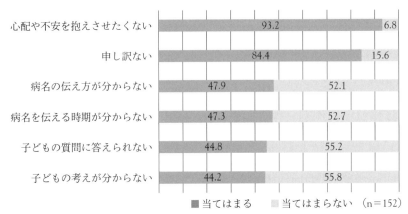

図 4.2.1　子どもに関する気がかり
出典：小嶋リベカ．子どもをもつがん患者への支援モデルの開発科研費研究助成事業研究成果報告書，2019．

が良いかもしれない．いずれにしても，目の前の患者がどのような緊張，不安を抱えているのかをアセスメントしつつ，子どもへの思いを聞くことが大切である．「子どもの一番の専門家はその親である」を念頭に，支援する者は助言者ではなく，子どものことを一緒に考えていく伴走者であるという姿勢が求められる．「これまでよく頑張ってきましたね」，「治療のことだけでも大変なのに，お子さんの世話をよくされてきましたね」，「他にも何か気がかりなことはありませんか」など，寄り添いの言葉をかけたい．患者が落ち着きを取り戻して来たら，どのように子どもに話しているか，今の子どもの様子など確認する．そして，子どもは親をどのように思っているのか，子どもに必要なことは何かなど，子どもが家族に起きている出来事を理解できるようどのように働きかけるか患者と話し合ってみてはどうだろうか．そのやり取りの中で，患者は親の役割に気づき，エンパワーメントされるだろう．

3．がんの親を持つ子ども

がんと診断され治療が始まると，これまでと同じ生活を続けるのは難しくなる．親が病気を隠そうと思っていても，子どもは異変に気づくであろう．それは，親の異変や危機は，保護を必要とする子どもにとっても，危機的な

状況であり，「親に何があったのだろう」，「何とかしなければならない」と，本能的に感じるからかもしれない．それゆえ，限られた情報から今起きていることを懸命に理解しようとし，親を助けたいと思うのではないだろうか．それは，親への愛であろうが，子どもにとってはかなりの負荷がかかることとなる．

　調査によれば，乳がんの親を持つ7歳以上の子どもは，親が感じている以上に心身の不調を自覚しており[3]，また，15歳未満の31 %，15歳〜18歳の子どもの21 %が心的外傷後ストレス症状を呈している[4]．

　このことからも，がんの親を持つ子どもには，守るために何も言わないでおくのではなく，親の病気によるストレスを軽減するための教育的介入や支援が必要となる．

4. 子どもの発達に応じた支援

1）乳児期（0歳から2歳）

　この時期は，感覚を通し，体を使って世界を知る．そして，主な養育者との関係を通して環境への信頼や不信を学ぶ．すなわち，基本的な生理的欲求が満たされると信頼を感じる．したがって，主な養育者を支え，養育環境を整えることが重要になる．母親ががん患者であれば，母親に代わる安定した養育者のもと，食事，睡眠，声掛けなどできるだけ変わらない関わりを続けたい．子どもの反応としては，むずかりや寝つきの悪さなどがあるかもしれない．同時に，生まれてきた我が子に存分に関わることができない患者の心情を大切にしたい．

2）幼児期（3歳から6歳）

　この時期は，言葉を獲得し，物を表象する能力が高まり，遊びに向かう欲求が増加する．また，自分でできることが増え，養育者からの分離の感覚が理解できるようになる．同時に分離不安を抱くため，スキンシップを求め，皮膚感覚から安心を感じ取る．そのため，言語と非言語（抱っこやタッチングなど）のコミュニケーションが必要である．「がん」という言葉が難しければ，「悪いもの」，「病気になったできもの」など，わかりやすい言葉を用いる

のも良いであろう．また，時間の概念が発達していないため，先の話を理解することは難しい．さらに，この時期は自己中心性を有し，すべての出来事を自分を起因として捉えるため，自分のせいでママが病気になったとか，自分がよい子でいれば，病気が治るなどと思っていることがある．ある5歳の男の子が「僕がお祈りしていたから，良くなったんだね．もし，がんが大きくなったら，もっと，もっとお祈りするよ」と話したのは，その一例である．

また，手術，抗がん剤，放射線治療を行った乳がん30代の女性は，3歳の娘に，「ママはね，お胸に病気が見つかったから，切ってもらうの」，「お薬でやっつけるね」，「レーザービームみたいな光を当てて，やっつけるの」など，わかりやすく病気について説明した．子どもはカレンダーの通院日の印をみて，「ママ，今日は病院の日でしょ．しっかり治してきてね」と親を励まし，子どもの生活に親の治療が自然な形で取り入れられた例である．

遊びの要素を取り入れることが，この時期の子どものケアに有効である．一例として，「キワニスドール」を紹介したい[5]．「キワニスドール」は白地の身長40 cmほどの人形（図4.2.2）であり，通常は小児医療で治療を受ける子どもへのプレパレーション人形として使用されているが，筆者は，「キワニスドール」を親子で作ることを提案し，その制作過程を楽しむよう促している．親子で人形を作る過程は，子どもに安心感をもたらす．出来上がった人形は子どもの分身にもなり，友達にもなり，お守りともなりうるだろう．

3）学童期（7歳から12歳）

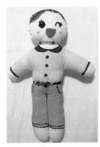

図4.2.2
キワニスドール（小学4年生作品）

この時期は，コミュニケーション能力・論理的思考力が発達し，共感力が育つ年齢である．また重さ・長さ・距離など数的概念も理解できるようになることから，適切な関わりがあれば，親の病気についても理解ができ，そのことを踏まえた行動がとれるようになる．この時期の多くの子どもは，「がん」という言葉を知っているが，正しくすべてを理解しているわけではない．「自分のせいでお父さん，お母さんが病気になった」，「自分もがんになる」，「がんになったら死ぬ」など，考

えていることがある．対応としては，まずは子どもが知っていることを確認
し，間違っている理解は修正する．そして，治療や生活上の変化について説
明する．以下，乳がんに罹患し手術を控えた母親と子ども（小学生）とのや
りとりを想定した会話である．

母：お母さん，病院に行ってるの，知ってる？

子：やっぱり，そうなんだ．病院行ってたんだね．どこが悪いの？

母：胸にできもの（コリコリ）ができて，検査してもらったら，悪い細胞が
　　見つかってね．それを取って，もっと詳しく調べてもらうことになった
　　の

子：悪い細胞って……え，がんなの？

母：がんじゃないといいけど，がんかもしれない．もしがんなら，しっかり
　　治療をして，治すからね

子：えー……胸を取るの？

母：そうよ

子：痛くないの？

母：痛いかもしれないけど，痛くないお薬があるから大丈夫

子：……死ぬの？

母：……（できれば，ハグやタッチングのスキンシップをしながら）死んじゃ
　　うかって思っているのね．心配してくれてありがとう．大丈夫よ．しっ
　　かり悪いところ取ってもらうからね．お薬もあるから．死なないように
　　治してもらうのよ

子：わかった．絶対治してね．でもいつかは死ぬの？

母：そうね，人はいつかみんな死んじゃう．病気かもしれないし，事故とか
　　災害とか，わからないの．だから，今の時間とか体とか，大事にしよう
　　ね

子：うん

母：お母さんが入院している間，何か心配なこと，ある？

子：誰がご飯を作ってくれるの？

母：そうね，ご飯が心配なのね．お父さんが頑張るって．大丈夫かな．お手

伝い，してもらえるかな
子：うん
母：聞いていてくれてありがとう．これからも心配なことがあったら，教えてね

　子どもへ病気を説明する際には，冊子『やさしいがんのお話』（図 4.2.3）が役に立つ．この冊子は，2 部構成であり，第 1 部では子どもに恐怖心を抱かせないようわかりやすくがんの成り立ちや治療法，その副作用について説明し，第 2 部では親子でできる体を使ったストレス対処法やアクティビティを紹介している．子どもにどのように話したらよいか，迷っている人には参考になるであろう．

　また，この年齢は集団で学習することができるため，同じ立場の子ども同士で学ぶことは子どものレジリエンスを引き出すために効果的である．

　CLIMB®（Children's Lives Include Moments of Bravery）は，がんの親を持つ子どものためのグループプログラムである．子どもの持っている力を引き出し，親の病気に関連するストレスに対処する能力を高めることを目的に 6 回の構造化されたセッションである．このプログラムに参加した子どもは，QOL が向上し，自己肯定感が高まる傾向がみられた[6]．また，CLIMB® をもとに作られた 1 日プログラム「四国がんセンターキッズ探検隊（図 4.2.4）」に参加した子どもは，がんについて正しい知識を獲得し，自責感や不安が低減することが報告されている[7]．

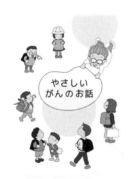

図 4.2.3
『やさしいがんのお話』
国立病院機構四国がんセンター患者・家族総合支援センター 制作発行・(2022)

4）思春期（13 歳から 18 歳）

　この時期は，大人と同じように物事，事象を理解し，論理的思考が可能となる．また，思考の発達により，現実を批判的に検討することができるため，この方向性が外側へ向かえば反抗的態度となり，自己に向かえば自尊感情を低下させると考えられている．価値観の形成もこの時期から始まる．そのため，大人は隠しごとをせず正直である

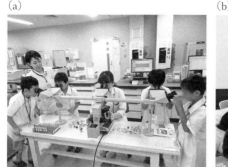 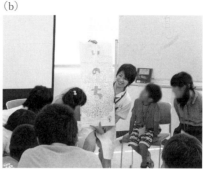

図 4.2.4　四国がんセンターキッズ探検隊
（a）顕微鏡でがん細胞を見つける．（b）絵本の読み聞かせ．

こと，子どもの意向を確認することが求められる．また，自立と依存の葛藤を抱えているため，子どもの意見の背後には相反する感情があることを想定しておきたい．「知りたいけど知りたくない」，「頼れないけど頼りたい」，「ひとりになりたいけど，みんなといたい」など，両価的に揺れているのが自然な思いであろう．また，友人との関わりを重視し，家族との会話が少なくなりがちである．それでも，親の病気に関する情報は，伝えていくことが大切である．

終末期の父親の病室から登校する 15 歳男子は，「入院前に家族で万が一のことについて話し合って，自分のできることをしようと思ったんだ．お父さんは弱ってきて，あんまり話せないけど，僕がそばにいると安心している様子なんだ．お母さんも疲れているし，病院に泊まって，そこから学校に行くのは全然大丈夫」と話した．

また，肝性脳症で意識レベルが下がった母親の症状を知った 14 歳女子は，「お父さんからお母さんのことを聞いたときは，ショックで学校に行けなくなった．でも，1 日休んでいろいろ考えた．できるだけ，お母さんの側にいようって．お母さん，頑張ってるし．私も勉強も頑張ろうって．だから，翌日には学校に行けた．もう大丈夫」と，その思いを話してくれた．

このように，子どもは一時的にショックを受けるかもしれないが，やがて状況を理解し，親のために自らできることを考えるようになる．そして，子どもの動揺や悲しみを周囲がしっかりと受け止めると，それを土台に自分の

進むべき道を見いだしていく.

5. 子どもの発達・成長にとって必要なこと

　親ががん患者であるかに関わらず，子どもの発達・成長にとって一番大切なことは，子どもにとっての世界が「安心・安全」と体感できることである. 身体的，情緒的に安全な環境が保証されることにより，子どもは基本的信頼感を獲得し，「この世に存在してよい」，「自分は価値のある存在である」といった自己形成が育まれる. 親が病気という危機的な状況に対しても，周囲の大人が力を合わせること，病に立ち向かうこと，子どもも家族の一員として機能することなどが，子どもにとって，この世が信頼たるものして認識されていくことになろう.

6. お わ り に

　がんに罹患すると，これまでの世界が揺らぎ，死の恐怖が付きまとうかもしれない. 患者に子どもがいれば，さらにつらさを抱えるかもしれない. そのようなときは，子どもに目を向けて欲しい. 子どもは私たちよりも多くの出会いと時間を持つエネルギーにあふれた存在である. 子どもがいることで励みになり，生きる力となることも事実である. 子どもは，個を超えて，命がつながっていること，「生」が育まれている証である. 私たちは子どもの力を信じ，がん患者とその家族に対し，社会全体で温かいまなざしを注ぎたい.

参考文献
1）Inoue I, Higashi T, Iwamoto M et al. A national profile of the impact of parental cancer on their children in Japan. Cancer Epidemiol. 2015; 39: 833-841.
2）小嶋リベカ. 子どもをもつがん患者への支援モデルの開発. 科研費研究助成事業研究成果報告書, 2019.
3）小澤美和. 厚生労働科学研究費補助金 がん臨床研究事業 働き盛りや子育て世代のがん患者やがん経験者, 小児がんの患者を持つ家族の支援の在り方についての研究. 平成 20 〜 22 年度総合研究報告書. 2011; 15.
4）小澤美和. 厚生労働科学研究費補助金 がん臨床研究事業 がん診療におけるチャイルドサポート. 平成 23 〜 25 年度総合研究報告書, 2014; 1-9.
5）国際キワニス日本地区. キワンスドールについて. https://www.kiwanis-jp.com/serviceactivities（2024 年 10 月 1 日アクセス）.

6）Akagawa Y, Andoh H, Ito T, et al. CLIMB® Program Evaluation of Quality of life, the Stress Response, Self Esteem in Children Whose Parent Has Cancer: Pilot Study. Global Journal of Health Scienc, 2022; 14.

7）井上実穂，菊内由貴，清藤佐知子，他．がんになった親をもつ子どもに対する支援（3）〜チャイルドケアプロジェクト「夏休みキッズ探検隊」〜．日本サイコオンコロジー学会，2012.

◆ 4.3節　パートナー，きょうだいへのサポート

1. パートナーへのサポート

1) パートナーの定義

　本節では，「パートナー」を「配偶者」や，「患者自身とその相手がお互いに人生を共に歩むパートナーとして認識している人」と捉えて考えていきたい．パートナーへのサポートにおいては，患者とパートナーの年齢や発達段階，またパートナーシップとしての成熟度，それぞれの家族との関係性を丁寧に見立てていく．AYA世代のパートナーといってもその年代は幅広く，一概に若年世代であるとはいえないが，本節では患者と同世代，すなわち揺れ動く成長発達の最中にいる年代を想定して論じていきたい．

　現在，国内の459自治体（2024年6月28日現在）でパートナーシップ宣誓制度を開始している[1]．「互いを人生のパートナー」として認め合った二人が協力して共同生活を送ることを宣誓し，各自治体によってその宣誓を受領し証明される制度である．これらの制度では基本的に性別や性的指向，性自認を問わず，異性パートナーとの事実婚の場合も宣誓が可能とされる．AYA世代は柔軟で多様な価値観を持ち，パートナーの形も様々であり，個別性を尊重した支援が必要となる．患者とパートナーが二人の生活をどのように築こうとし，医療という枠組みに合わせざるを得ない中で，その青写真がいかように変化したのかを知ろうとする姿勢を持っておきたい．

　より若い世代（10代後半から20代前半頃）では，患者が治療に臨むうえで何よりの原動力となり得る「特別に親密な相手（彼氏・彼女・親友）」が医療機関には現れず，患者の語りの中だけに登場することもごく一般的にあり得る．鋭敏な感受性を持つ年代ゆえ，医療者が興味本位の詮索ではなく，病院の外で築いている人間関係（友情や恋愛）が患者の闘病において重要であると認識し，誠実に真摯に聴こうしていなければ即座に見抜かれるものでもある．早いスピードで変化が起きやすい年代だからこそ，本人が医療の文脈に強く留め置かれる状況下で，本人不在のままに人間関係が変容している可能性も想像に難くない．本人を通して語られる「親密な相手」が，闘病の途

中から不在となる時には，その心模様を見守ることも必要である．長期にわたる闘病生活で，治療を通して本人に寄り添っていた「彼氏・彼女」が，やがて家族公認のパートナーや配偶者として医療者の前にも現れることもある．患者とパートナー本人を取り巻く力動関係の変化を常に捉えることが必要である．

2) パートナーが担う複数の役割

患者が闘病生活に入ると，パートナーは，患者の一番のサポーターとして「支える」役割を担うことが期待され，パートナー自身も患者のために最善の選択をしなければならないという自負や気負いを引き受ける．一方で，AYA世代が闘病する際に必ず課題となる「自立と保護を巡る葛藤」は，パートナーにおいても同様で，若い彼らを守ろうとして否応なく介在してくる他者との関わりに向き合うことになる．そのため，「支える」，「守られる」の両極のベクトルの中にパートナーの立ち位置を作らざるを得ず，「二人の意思決定」に対するプレッシャーや障壁をより一層強く感じることにもなる．

医療者は，パートナーが患者の病状をどのように認識し，治療への意思決定のプロセスにいかに関わろうとしているのかを経過の中で把握していく．AYA世代のパートナーは，患者の病気や治療についての有益な情報を求め，患者とともに選択し，自己コントロール感や自己効力感を持って方向性を決めたいという意識を強く持っている．大切な人の病状進行を憂い，治療効果や予後や余命について，その不確実さに耐え，相手を前向きに支えようとして，パートナー自身が抱える不安や苦悩は抑えがちともいわれる[2, 3]．

パートナーが抱える役割は多岐にわたり，患者の治療を軸に生活上の様々なスケジュールを調整し，多くの責任に対処しようと奮闘する．若年世代であるがゆえの経済的基盤の脆弱性[2]や，社会的な立場の不安定さのために，パートナーが仕事優先とならざるを得ない場合もある．治療のためにそれまでの居住地を離れ，患者やパートナーの両親と同居が開始されているなど，生活基盤そのものが変化していることもある．それぞれの親と協力体制が築けていても，経過の中で軋轢が生まれることもあろう．子どもがいる場合には生活を維持するのに精一杯で，受診の付き添いや入院中の面会にほぼ現れ

ない場合も想定される．医療者からは見えにくい情報があることも念頭に，パートナーが参加する社会生活の状況を構造化し，多角的かつ重層的に捉えておく．

3）当事者としてのパートナー

　パートナーは患者の伴走者であるだけでなく，日常生活や思い描く未来の変容を余儀なくされる当事者でもある．しかし，患者が治療を受ける医療機関において，自身もまた「サポートを受ける」立場だとパートナーが認識していなかったり，あるいはそうした受け身の立ち位置に甘んじたくないと考えていたりと，パートナーの思いも複雑である．パートナー自身の生活における様々な事項を相談をしてもよいのだとつかんでもらうためには，まず，話を切り出すきっかけを作り，彼らが今まさに手立てを必要としている具体的な悩みを知り，的確な情報や社会資源について伝える必要がある．そのやりとりの中で見えてくる情緒的な苦悩や思いも医療者側が丁寧にくみ取り，それらに真摯に向き合う姿勢を届けることが求められる．

　治療に伴う影響は多面的であるが，AYA 世代にとって重要な性や妊孕性にまつわる問題も挙げられる[4,5]．病状や治療によって妊孕性がいかに影響を受けるのか，パートナーも自分ごととして受け止めなくてはならない．妊孕性が温存できた場合も，またそれが叶わなかった場合も，その現実を引き受ける覚悟が必要であるし，さらにその先の人生について患者とパートナーが二人で考え，模索しながら進むプロセスを経ていく．

　セクシャリティや性生活については，日々の生活を構成する重要かつ「普通」の要素であり，パートナーが悩みを抱えるのは当然で，患者とパートナーが未来に向けて共有するための重要な話題である．しかし，それは極めてデリケートな話題で，それぞれの自尊感情や相手の気遣いゆえに二人の間でも十分に話し合えていない場合がある．医療者は，客観的な情報の提供と，それらを患者やパートナーが生きる文脈に落とし込んだ時にどのような意味を持つのかを，共に考える姿勢が求められる．サポートの際は，第三者としての専門職を介在させつつ，それぞれが自らの言葉で伝え合えるように後押しする支援を考慮したい．治療を終了した後であれば，長期フォローアップの

機会にパートナーの存在について確認し，妊孕性について患者とパートナーの「二人で」説明を聞く機会を提案することも有用だろう．

4）パートナーが「あいまいな喪失」を体験する可能性に配慮する

闘病中，患者本人が自身を取り巻く人間関係を調整できている間は，パートナーと親世代との関係性を巡り，患者を中心として絶妙なバランスが保てていても，病状が進んで患者が関係調整を担うことが難しくなりゆくことがある．患者本人にとっての気持ちを許して本音で話ができる心の拠り所や意思決定のプロセスを共有したり，委ねられるキーパーソンはパートナー，日常生活面における支えや助力を提供してもらう主介護者は親というように，重要な役割を担う人物が必ずしも一致しない状況もある[6]．患者の病状がより厳しい局面を迎えると，法的な関係性にはないパートナーが，医師からの病状説明や重要な意思決定の場に入れない状況や，看取りや葬儀など永別における大切な局面に不在となる状況も少なからず認められる．周囲の意向として，若い彼・彼女に看病や看取りを経験させるのは酷だとおもんばかり，「死別」がその後の人生に影響を及ぼすことを懸念して，その手前で二人の関係に区切りをつけるよう強く働きかけることもある．必ずしも意図的な排除ではないにしても，周囲の憂慮ゆえに，若いパートナーにとって，あいまいな喪失（ambiguous loss；はっきりしないまま残り，解決することも，決着を見ることも不可能な喪失体験）[7, 8]を体験せざるを得ない事態が生まれることも心に留めておきたい．また別の場合として，終末期に親友や彼氏・彼女にどのタイミングで予後について知らせるかを家族が心にかけ，医療者に相談されることもある．いずれにしても，患者とパートナーが育んできた関係性が，本人たちが望む形で尊重されるよう配慮したい．

5）社会に生きるパートナーへの支援

社会に地歩を築く年代として，患者とパートナーが病と向き合いながら，同時に社会とどのように向き合い参加していくのかという課題は，彼らへの支援を考慮する時の根幹を成すテーマでもある．治療変更とともに患者の受診頻度も変わり，急な容態の変化にも迅速に対応しなければならないとした

ら，パートナーは就労との兼ね合いを考えざるを得なくなる．勤務調整を申し出るにあたり，就労先の上司や同僚にどこまで患者の状況を伝えるかを二人で話し合い，伝えたことで実際に働く状況への配慮はされるのかという次なる懸念も生まれ，考えるべき事項は尽きない．社会的な制度についての知識の幅を広げ，適切に活用できるようにもしていきたい．

　相談し助力を得ること，そうした他者への働きかけが弱さではなく，生き抜くためのしなやかな力だと彼ら自身が納得できることが肝要だろう．誰かに向けて発信することの勇気ときっかけをつかめれば，アンメットニーズは誰かとともに乗り越えた経験値となって，1つずつ蓄積される．患者とパートナーが意を決して相談しようとした際，いつでも受け止めて対応できる窓口や体制を整えておくことは，医療とそして社会の側の課題といえる．

　同時に，生活の中における個としての苦悩や喜びも共有し，支援したいところでもある．パートナーが，若者として同年代の友人・知己と気楽に楽しむ機会を許されないかのように感じているとしたら，その精神的な拘束感を解けるよう，周囲の協力の中で役割を離れて「若者らしく」いられる時間を作れるよう考えたい．また彼らが担う役割を離れ，一個人としての心情を率直に話せる守られた場を希求している場合もある．パートナー自身の心身の状態が健やかに保たれるため，状況によってはメンタルヘルスの専門部署・機関へとつなげる支援も検討したい．

　がんに罹患した人の中でも AYA 世代は少数であり，健康な同世代と，闘病とともにある生活について共有し得ない孤独を経験することも多々生じる．患者だけではなく，パートナーもまた同様の経験をしている人達とつながり，ピアサポートを得られる機会を求めている．患者に一番近い距離で支える存在として何ができるのか，病気や治療についての情報収集や，気持ちの置き所や考え方についての示唆を求め，体験者同士でつながりたいと希求する人は多い．AYA 世代であれば，ソーシャルメディアを通じた関わりも有効かつ必須ともいえる[2]．例えば，一般社団法人 AYA がんの支援と医療のあり方研究会では，AYA がん患者のための「知りたいときに知りたい情報だけを提供可能」な LINE 公式アカウントを開設している（3.5 節参照）．彼らが知りたいことに対して的確に応える情報へとつながるよう，情報リテラシーという

2. きょうだいへのサポート

1) きょうだいの生活と家族機能について知る

　AYA 世代の同胞が病を抱えることによって，きょうだいも生活上の大きな変化を余儀なくされ，心理・社会的な面での影響を受ける．医療者は AYA 世代の患者に接する際，きょうだい構成や，それぞれの年齢，発達段階，現在の生活状況（学生，社会人，同居，別居など），きょうだいと患者／きょうだいと親との関係性を知り，家族機能の全体像を捉えておく必要がある．きょうだいもまた AYA 世代の範囲であることが多いが，きょうだいが 20 代後半から 30 代で社会人であったり，学生であっても下宿して家を離れていたりするなど，きょうだい自身の生活がある程度の自立性を持って確立されている場合と，患者と同居する思春期（10 代後半から 20 代前半）のきょうだいの場合とでは，受ける影響は異なる．自立と依存の両極を揺れるがゆえの思春期の荒ぶる心模様は，大人が作る既存の世界に対する懐疑として表れやすく，反抗期ともいわれるこの時期は，守りの中だからこそ存分に揺らぐことができるという面を併せ持つ．きょうだい自身も自分らしさ・アイデンティティの探索中で不安定な時期に同胞が重い病であると診断を受け，心情が揺れる親の様子を目の当たりにし，自分を取り巻く家族全体が混乱の渦に入れば，既存の世界そのものが一気に不確かなものとなってしまう．診断直後は，患者も親も困惑と混乱の中にいるが，医療者としては，可能な限り早い段階で，患者のきょうだいの状況を聴き取るようにしたい．医療者から闘病する本人だけでなく，きょうだいの状況も重要だと考えていることを伝えたい．そのため，きょうだいの名前，年齢，生活場所，学生であれば学年や部活動の状況などを聴取しておく．きょうだい自身の声を聴く機会を設けられるとよいが，AYA 世代真っただ中のきょうだいは病院が規定する時間内に合わせて来院するのがなかなか難しく，週末にしか来られないことも多い．きょうだいが必要とする支援のニーズは医療者に見えにくく，多職種からのアプローチが受けにくいことに配慮が必要である．

　きょうだいが患者よりもかなり幼少である，あるいは障碍を抱えていて，

そちらのケアや通所の送迎に親の時間や手間を割かなくてはならない場合もある．患者本人もその状況を見てきているため，自分の治療と並行してきょうだいの生活が不都合なく送れているのか心配と懸念を抱いている．やはり早めの段階で家族構成を把握し，家族成員が変化に対応できるのかを見立て，きょうだいの生活における変化がどの程度であるかを確認しておきたい．

2）「見えなくなる」きょうだいの存在

そばにいるのが当たり前であった同胞が命に関わる病気に罹患する．その重大性を感じ取るからこそ，きょうだいは自身の存在が家庭において後景へと退いていると感じても，それを必然かのように受け容れ，その孤独を自分だけで抱えてしまうかもしれない．家族の中で「見えない」存在になっていると感じる[3, 9]のは，アイデンティティを確立する時期において自らの根源を揺さぶる悲しく，恐ろしい体験であろう．深い孤立感がきょうだいの将来に与える影響は計り知れない．AYA 世代における心的外傷としてのがん体験は，きょうだいにも経験者と同等のストレス症状をもたらし，かつ継続的にその影響を受けるといわれる[10, 11]．この時期の「家族」についてきょうだいが見ている混沌とした状況やきょうだいに対する親の無関心とは裏腹に，親は家族としてのつながりが深まっていると見ていることが多く，大きな乖離があるともいわれる[9]．家族機能に対する評価がこれほど異なるのであれば，きょうだい自身の声を聞きとり，きょうだいへの直接の支援がいかに重大であるかを考えさせられる．

表 4.3.1 に臨床現場におけるきょうだいへの支援と，その際の医療者のアセスメントと介入のポイントについて二事例（実際のきょうだい支援をもとに匿名性が保たれるよう改変を加えた仮想の事例である）を通して示す．提示した事例の中でも触れているように，きょうだいへの支援の必要性を医療者が家族と共有するためには，親への支援を充実させ，心理的な余力を持てるようにすることが肝要となる．また，AYA 世代の患者本人の自立性を後押しすることと，親の気負いを軽減させるための働きかけは，きょうだいの生活を守り，支援することと密接に結びつき，連動することを常に念頭においておきたい．

4.3節　パートナー，きょうだいへのサポート　169

表 4.3.1　きょうだい支援における医療者のアセスメントと介入のポイント

〈事例 I 〉急性骨髄性白血病を診断された高校生（男性）の中学生の妹 A さんへの支援

臨床現場におけるきょうだい支援の実際	アセスメントと介入のポイント
「妹が，『明日参観日だけど来てくれる？』って言うんです，どうしましょう」 　ある日，面会に来た患者の母から相談を受けた．「いつもしっかり者のあの子がそんなふうに言うなんて」と，母は戸惑っている様子であった．母の話を聞いてみると，患者が急性骨髄性白血病と診断を受けてから間髪入れずに入院となり，治療開始と怒涛のように進む状況の中で，「小さい頃から何かと手のかかる兄（患者）と，しっかり者で一人で何でもできる妹」という構図が強化されていた．妹である A さんには病気入院中であることのみ伝えられ，兄の病名も伝えられていなかったが，察している様子だという．母の話を通して，A さんが蚊帳の外に置かれがちな状況にあると推察された．実は，この時期，急に学校を長期欠席するようになった兄について「お兄ちゃんの病気って白血病なの？」と周囲が A さんに問う状況があったことを，かなり時間が経ってから母に伝えている．入院中の患者本人は，徐々に医療者とも関係を築き，比較的淡々と過ごしていたが，母の心配はともすれば患者を保護する方向へと向かいがちでもあった． 　医療者からは，「A さんの参観にはぜひ行ってください」と，「患者本人は A さんの学校行事について十分に理解して問題なく過ごせると思う」と伝えた．翌日，母は A さんの授業参観へと赴いた．	←診断から治療に至る経過を患者や家族の視点で捉える ←患者に対する保護的な関わりが強まるなかで，きょうだいが"見えない存在"となりがちなことに留意し，現在の状況を把握して親と共有する ←きょうだいが闘病の輪に参加している意識を持てるよう，家族内で共有するための糸口を探す ←患者の自立性が促進するように支える／親の気負いが軽減するように支える ←入院生活の中で自立しようとする患者と，親からの関心を求めるきょうだいの想いが相互に関連しあう可能性を見立てる． ←双方の思いをくみ取り支えるには，親をサポートすることが必須の状況だと見立て介入を検討する．
その後の経過	
医療者が支援する大切な家族の一員として，患者の治療経過に沿って，A さんの話題を聴き取ることを続けた．母からは，A さんの習いごとが滞りなく続けられるよう，両親で送迎を工夫していることなどが語られた．関係各所で A さんについての話題を共有することを続けた．	←家族内での取り組みを肯定的にフィードバックし，きょうだいに関していつでも相談しやすい体制を維持する

170 4章 患者の周囲の人々へのサポート

表 4.3.1　きょうだい支援における医療者のアセスメントと介入のポイント（続き）

〈事例2〉骨肉腫と診断された中学生（女性）の高校生の姉 B さんへの支援

臨床現場におけるきょうだい支援の実際	アセスメントと介入のポイント
父は急逝し, 母子の3人暮らし. 母方祖父母は近隣在住で協力体制があり, 患者の姉 B さんは高校から直接祖父母宅に帰宅し泊まらせてもらうこともあった. 姉が家でひとり待つ状況は少なかったのだが, 母曰く,「急に体調不良を訴えて学校を休んだり, 何かと母の手を煩わせたりすることが増えている」と. 母と医療者共に, それが姉の SOS であろうという認識で一致した. ちょうど間もなく学校は夏季休暇に入る時期であり, 小児・AYA 病棟で開催する夏祭りのイベントに B さんも参加しないかと誘ってみることになった. B さんは緊張した固い面持ちでやって来た. 迎える医療者は,「患者のお姉さん」ではなく, 姉自身の名前「B さん」と呼びかけることを事前に話し合っていた. B さんは, 医療者からの声かけに当初はおずおずと返答していたが, 慣れてくると興味を持って病院の環境を眺め始めた. 妹が入院生活を送る環境を目の当たりにして, 目に入るひとつひとつに素直に驚いている様子がうかがえた.	←家族背景を把握する ←親がきょうだいについて相談しやすい支援体制を準備しておく ←親と医療者の見解を照合し, きょうだいへの介入・支援の必要性を共有する ←患者ときょうだいが院内で共に過ごせる機会を提供する ←きょうだい自身への関心を示し, きょうだいが患者の状況について知りたいと思う点をくみ取る
その後の経過	
次のクリスマス会にも B さんを招待すると参加した. その後も病院に来ると, B さん自ら医療者に声をかけてくれる場面が増えた. 患者の病状が進行して入院しがちになった時, B さんは大学生となっていたが, 自ら病状や治療方針の説明の場に同席することを希望し, 母を気遣ってサポートする立ち位置になっていた.	←きょうだい自身の成長によって, 闘病への参加の度合いや立ち位置が変化する様子を知り, 協力する

　医療者の関わりは極めて限定的ではあるが, 患者が闘病する最中にきょうだいを「見えない存在」にしないという気概を持ち,「あなたを気に掛けている」と具体的に伝え働きかけるというミッションを担っている. 多感な時期にあるきょうだいへの医療者の関わりが, この先彼らが成長し大人となる過程で他者への信頼を持って, 必要な時に必要な人へと相談することへの布石を打つと考えられる.

3) 闘病の輪の中に参加する

　親に向けて患者の病状や予後, 治療内容をきょうだいに伝える予定がある

のかを問いかけると,「察しているのではないかと思います」あるいは「きょうだいから何も聞いてこないので（あえて説明しなくてもよいと思う）」との言葉が聞かれることがある．AYA 世代のみずみずしく敏感な感受性は，きょうだいにおいても同様である．この年代では，周囲の状況を見て受け取ることに長けていても，受信したものを意識化し自らの言葉で発信する力が追いつかないことがある．また，きょうだいが「察する」のは，同胞が重い病気になっていることに留まらず，そのために不安定となっている親の様子も含まれる．自分には何か重要なことが伏せられている，親に同胞について「聞く」ことを避ける空気がある，きょうだいが声を発することが患者や親の負担になる…そのように察するからこそ，あえて「聞かない」でいることもあろう．

　AYA 世代のきょうだいは，患者の病状について経過に沿った情報提供を望み，治療のプロセスに参加したいと希望している[12]．予後が厳しく，ともに過ごせる時間が限られている場合には，より一層，患者を看取ることへの不安や，死そのものに対する怖さ，同胞との残された時間をどのように過ごしたいか（入院していれば面会に赴くどうかも含めて），きょうだい自身の意向を汲み，共に考えることが必要となる．患者が病とともにある全過程を通して，きょうだい自身が患者の闘病生活の輪の中に参加していると実感できていることに意義がある．治療上の重要な局面に至る度，きょうだいの発達段階や理解度に応じて，病状や治療経過についていかに共有するかを常に問い直す必要がある．

　なお，きょうだいが治療に参画するうえで，特別な配慮を要する状況として，①きょうだいがドナー候補となる場合[13]，②遺伝性・家族性の疾患である場合が挙げられる．本節ではページの都合上詳しく論じることが叶わないが，いずれも細やかな配慮と継続した支援を要する．前者では，「患者の命を守るために」という重圧の中できょうだい自身の選択が尊重されるよう守り，ドナーとなった場合は提供後の心情の推移をフォローする．後者では，きょうだい自身も同じ遺伝情報を携えるという意味で，患者の闘病は他人事ではなくなる．さらに病状が厳しくなると，同胞を看取るという悲嘆と向き合うとともに，そこに自分の運命を重ねざるを得ない心境を生むなど，極めて複

雑な心理的負荷を抱えることになる．きょうだいが「自分ごと」として，その先の心身の課題と向き合っていけるよう，関わる医療者がたすきをつなぎ，途切れることなくその道のりに伴走するための連携が求められる．

4）きょうだいが地域の中で支えられ，伸びやかに成長できるように

きょうだいは，「誰に」，「どこで」相談し，気持ちを吐露したらよいのかが分からないから話せないでいるかもしれない．同胞の闘病に心労を抱え苦悩する親を心配する気持ちを，親には話せないものである．きょうだいにとって同年代の友人の存在は間違いなく大切だが，信頼できる「大人」の存在はやはり重要である．きょうだいを守ることができる立ち位置の人，祖父母や学校の担任教諭や部活動の顧問，勤務先の上司・先輩に相談できるよう，医療者からも働きかけていくことが重要となる．きょうだいの通う学校に親が情報を伝えたり，配慮を申し出たりという交渉の相談に乗ることも考慮したい．

同胞の闘病の道のりを共に歩んだ経験は，きょうだいにとって否定的な結果をもたらすだけではなく，共感性，信頼感，責任感が育ち，自尊心が向上する機会になっているともいわれる[12]．きょうだいにとっても過酷な道のりを乗り越え，逆境を耐え抜く力，すなわちレジリエンスを培っていく．表4.3.2 に米国心理学会による「レジリエンスを身に着けるための 10 の方法」を示す[14]．レジリエンスを育むには，きょうだい自身が主人公として日常生活

表4.3.2 レジリエンスを身に着けるための 10 の方法

①	Make connections	家族や友人との良好な関係をつくる
②	Avoid seeing crises as insurmountable problems	危機を乗り越えられない問題と捉えない
③	Accept that change is a part of living	人生に変化はつきものだと受け入れる
④	Move toward your goals	自分の目標に向かって取り組む
⑤	Take decisive actions	決断し行動する
⑥	Look for opportunities for self-discovery	自分自身を発見する機会を探す
⑦	Nurture a positive view of yourself	自分を肯定的に見る目を養う
⑧	Keep things in perspective	物事について幅広く長期的な視点で見る
⑨	Maintain a hopeful outlook	希望に満ちた展望を持ち続ける
⑩	Take care of yourself	自分の心と体に注意を向けて大事にする

出典：American Psychological Association. Manage flood-related distress by building resilience. https://www.apa.org/topics/disasters-response/distress-flooding（2024 年 10 月 3 日アクセス）．

が営まれる場所でのサポートが重要な意味を持つ．きょうだいへの支援は患者の治療を行う医療機関の範囲を超えて，地域社会の中で実践されていく必要がある．彼らはこの先も成長し続けていく存在であり，長期にわたる時間軸で支援を検討したい．きょうだいへの個別の支援，さらにきょうだいが所属する社会と医療との連携は，その必要性が認識されながらもいまだ十分な体制が作られているとは言いがたく，個々に模索されている状態である．きょうだい支援に関するさらなる知見の蓄積と，専門職や医療や教育，就労に関わる各機関が幅広く連携した支援体制の確立が望まれる．

参考文献

1）虹色ダイバーシティ．渋谷区虹色ダイバーシティ全国パートナーシップ制度共同調査 https://nijibridge.jp/data/2388（2024 年 10 月 3 日アクセス）

2）Reuvers MJP, Burgers VWG, et al. Same Journey, Different Paths: Caregiver Burden among Informal Caregivers of Adolescent and Young Adult Patients with an Uncertain or Poor Cancer Prognosis (UPCP). J of Clin. Med. 2024; 13: 158.

3）Reuvers MJP, Gedik A, et al. Caring for Adolescents and Young Adults（AYA）with Cancer: A Scoping Review into Caregiver Burdens and Needs. Cancers. 2023; 15: 3263.

4）柏木夕香．若年成人がん患者の"パートナー"のケア．緩和ケア，2015; 25: 486-489.

5）北野敦子．配偶者（パートナー）の支援．平成 27-29 年度厚生労働科学研究費補助金（がん対策推進総合研究事業）「総合的な思春期・若年成人（AYA）世代のがん対策のあり方に関する研究」班編．医療従事者が知っておきたい AYA 世代がんサポートガイド　金原出版，2018; 96-98.

6）枷場美穂．若年成人がん患者の闘病のプロセスを共に歩む――YA 世代の心理社会的特徴とアプローチ．緩和ケア，2015, 25: 470-476.

7）あいまいな喪失情報サイト．「あいまいな喪失（ambiguous loss）」とは．https://al.jdgs.jp/ambiguous-loss01/

8）ポーリン・ボス 著．中島聡美，石井千賀子 監訳．あいまいな喪失とトラウマからの回復．誠信書房．2015.

9）Franklin M, et al. An invisible patient: Healthcare professionals' perspectives on caring for adolescents and young adults who have a sibling with cancer. Eur J Cncer Care. 2018; 27: e12970.

10）Santacroce SJ. Crandell JB. Feasibility and preliminary findings from a pilot study of allostatic load in adolescent-young adult childhood cancer survivors and their siblings. J Pediatr. Oncol. Nurs. 2014; 31: 122-134.

11）山本薫，水瀬恭子ら．AYA 世代の小児がん経験者とそのきょうだいの心的外傷後ストレス症状（PTSS）と外傷体験後成長（PTG）．日本小児血液・がん学会雑誌．2018; 55: 343.

12）岡澄子，野中淳子ら．小児がんの子どものきょうだい支援に関する文献レビュー――海外研究の現状と課題―．日本小児看護学会誌．2020; 29: 109-118.

13）東飛鳥，小林明雪子ら．幹細胞移植ドナー候補となったきょうだいに対するトラウマの視点からの心理的評価．子どもの心とからだ．2013; 22: 63-68.

14）American Psychological Association : Building your resilience. 2012. https://www.apa.org/topics/resilience/building-your-resilience

◆ 4.4節　遺族へのサポート

1. はじめに

　グリーフケアとは，喪失を経験した人への支援の総称である．本節では，大切な人と死別した遺族への支援を考えるにあたり，重要な概念や理論の紹介と，海外のガイドラインや実践に基づいた支援の考え方について概説する．なお，本節で紹介するグリーフケアについては，後述する「通常の悲嘆」を対象とするものである．遷延性悲嘆症への対応を含むより専門的なケアについては別書[1, 2]を参照いただきたい．

2. 悲嘆とは

　死別は最も困難なライフイベントのうちの1つであり，悲嘆（グリーフ）とは死別によって愛する人を失ったときの自然な反応である．多くの人々は数週間から数ヶ月，場合によっては数年といった時間経過とともに折り合いをつけながら，故人のいない生活に適応していく．このように自然に適応に向かっていく死別反応は「通常の悲嘆」と呼ばれ，約85 %が経験する[3]．

　死別後に一般的に経験される悲嘆反応[2]について表4.4.1に示す．代表的な感情には，ふとしたときに故人のことを考えていたり，故人に会いたいという強い気持ちの「思慕」，故人が亡くならなくてはならなかったことや原因に対する「怒り」，もっとこうしておけばよかったという「後悔」や「罪責感」などがある[4]．感情のほかにも，身体症状や認知面，行動面での反応として現れることもあり，これらの体験を異常と認識した遺族は，戸惑い混乱する．いずれの反応も，大切な人を亡くした誰もが体験しうる通常の反応であると伝えることで，遺族の安心感につながる[2]．

　一方で，通常ではない悲嘆には，複雑性悲嘆やうつ病，適応反応症，PTSD，アルコール使用症といった日常生活に支障をきたし，専門家による治療が必要なものが含まれる[1]．複雑性悲嘆は近年DSM-5-TR[5]やICD-11[6,7]によって「遷延性悲嘆症」として診断基準化された．症状の主体は，故人への持続的な強い思慕やとらわれであり，死別から1年以上（ICD-11では6ヶ月以上）経

表 4.4.1　通常の悲嘆に含まれる感情，身体症状，認知，行動の特徴

感情	身体症状	認知	行動
・悲しみ ・怒り ・他責 ・罪悪感と自責 ・不安 ・孤独感 ・消耗感 ・孤立無援感・無力感 ・ショック・衝撃 ・思慕 ・解放感 ・安堵感 ・感情の麻痺	・胃の不快感 ・胸の締め付け ・喉のつかえ ・音への過敏さ ・離人感 ・息苦しさ ・筋力の衰え（力が入らない） ・活力のなさ ・口の渇き	・死を信じられない ・混乱 ・故人へのとらわれ ・故人がいるという感覚 ・幻覚	・睡眠障害 ・食欲の障害 ・うわの空の行動 ・社会的ひきこもり ・故人の夢をみる ・故人を思い出すものからの回避 ・探し求め，名前を呼ぶこと ・ため息をつく ・休みなく動き続ける ・泣く ・ゆかりの地を訪れ，思い出の品を持ち歩く ・故人の所有物を宝物にする

Worden, JW 著, 山本力 監訳, 悲嘆カウンセリング改訂版―グリーフケアの標準ハンドブック．誠信書房，2022．をもとに作成

過後も継続している場合には，該当する可能性がある．

　複雑性悲嘆の有病率は，一般人口の成人において 9.8 ％[8]，本邦のホスピス・緩和ケア病棟で家族を亡くした遺族を対象とした調査では 2.3 ％であった[9]．複雑性悲嘆を有する遺族は，うつ病や PTSD を併存しやすいといわれており[10]，それが疑われる場合には，他の精神疾患の併存の可能性も考慮にいれた慎重なアセスメントと対応が求められる[1]．

3．悲嘆をとりまく代表的な理論

　グリーフケアを考えるにあたり重要かつ代表的な理論を以下に示す．心理教育の 1 つとして含めることで，遺族が自らの体験になぞらえて理解し，適応を促すことにつながる．

1) 愛着理論

Bowlby による愛着理論は, 死別研究の基盤となる理論である. 愛着は自らの安全を確保するために, 重要な他者（愛着対象）との近接を求める行動である[11]. 愛着が保たれることにより, 人は情緒的安定を維持し, 自尊心を育み, 他者との安定した関係性を築くことができる[12]. 一方で, 死別による愛着対象の喪失は不安や怒りを引き起こし, 抑うつや絶望感に至らせる[13].

2) 喪の過程における 4 つの課題[2]

喪失に適応するためには, その過程に 4 つの課題（表 4.4.2）があるという考え方である. これらの課題を繰り返しやり抜くことが重要とされている.

3) 死別のコーピングの二重過程モデル[14]

死別後いかに対処するか（コーピング）によって適応が左右されるとした理論である（図 4.4.1）. 故人を失った悲しみに向き合う「喪失志向」と, 新しい人間関係や仕事などの現実の生活や課題に向かう「回復志向」をバランスよく交互に行き来することで, 適応を促進できると考えられている. 遺族がいずれかのパターンに固着していないかは, 悲嘆の回復の程度を検討する 1 つの指標となる[4].

表 4.4.2 喪の過程における 4 つの課題

課題 1 喪失の現実を受け入れること
・その人が亡くなって, もう帰ってこないという現実と正面から向き合い, 受け入れること
・知的な受容だけでなく情緒的な受容を達成するには時間がかかる
課題 2 悲嘆の痛みを消化していくこと
・喪失の苦痛をみとめ, 感じること
・喪失の苦痛を回避したり抑圧していると, 身体症状や異常な行動として現れたり, 悲嘆が長引くことがある
課題 3 故人のいない世界に適応すること
・故人が担っていた役割や, 死別により変化した自己感覚（アイデンティティや自尊心, 自己効力感）を再構築すること
課題 4 故人を思い出す方法を見出し, 残りの人生の旅路に踏み出す
・故人とのつながりを保ちつつ, 新たな人生を歩み出すこと

Worden, JW 著, 山本力 監訳, 悲嘆カウンセリング改訂版―グリーフケアの標準ハンドブック. 誠信書房, 2022. をもとに作成

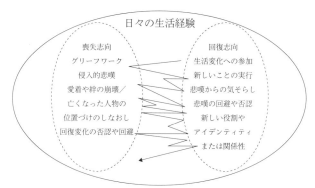

図 4.4.1　死別のコーピングの二重過程モデル
出典：Neimeyer RA 編. 富田拓郎 他訳. 喪失と悲嘆の心理療法. 金剛出版. 2007

4. 強い悲嘆反応を呈する遺族の特徴

　強い悲嘆反応を呈する遺族の特徴については，これまでに複数の研究が行われている（表 4.4.3）．子どもや配偶者の喪失は悲嘆を長引かせる要素として多くの研究で報告されている．AYA 世代の患者の家族には，親やきょうだい，配偶者，子ども，祖父母と幅広い世代が含まれるが，死別した患者の年齢が低い場合[9]は，悲嘆反応だけでなく，希死念慮も高い傾向であることが報告されており，より注意深く見守る必要がある対象といえる．

5. 本邦のグリーフケアにおける課題

　がん患者の家族は，患者の闘病中から絶え間なく様々な心理的，身体的，経済的負担を余儀なくされ，中には専門的なケアを必要とする遺族も存在する．しかし，死別後のケアが必要とされる遺族に対して標準的な治療法は確立していない．『遺族ケアガイドライン 2022 年版』では，「がん等の身体疾患によって重要他者を失った（病因死）18 歳以上の成人遺族が経験する重篤な精神心理的苦痛（抑うつ・悲嘆）の軽減を目的に，非薬物療法を行うことを提案する」としているが，特定の精神療法を推奨するには至らず，今後の臨床研究の必要性が指摘されている[15]．

表 4.4.3　強い死別反応に関連する遺族のリスク因子

遺族の個人的背景	うつ病など精神疾患の既往，虐待やネグレクト[*1] アルコール・物質使用障害[*2] 死別後の睡眠障害[*3,4] 近親者（特に配偶者や子どもの死） 生前の患者に対する強い依存，不安定な愛着関係や葛藤[*5] 経済的困窮，低い教育歴[*6] ソーシャルサポートの乏しさ，社会的孤立[*6]
治療に関連した要因	治療に対する負担感や葛藤[*7] 副介護者の不在など，介護者のサポート不足[*8] 治療やケアに関する医療者への不満や怒り[*9] 治療や関わりに関する後悔[*10] 積極的治療介入（集中治療，心肺蘇生術，気管内挿管）[*7]の実施の有無
死に関連した要因	病院での死[*6,11] ホスピス在院日数が短い[*6,11] 予測よりも早い死[*8]，突然の死 死への準備や受容が不十分[*6] 「望ましい死」であったかどうか[*7-9,12] 緩和ケアや終末期の患者の QOL に対する遺族の評価[*8]

倉田明子，加藤雅志，竹内恵美．メンタルヘルスの専門家に紹介すべきハイリスク群の特徴．日本サイコオンコロジー学会，日本がんサポーティブケア学会 編．遺族ケアガイドライン 2022 年版．金原出版，2022; 62-63. より引用．

[*1] Kacel E, et al., J Support Oncol 2011; 9: 172-80, [*2] Parisi A, et al., J Subst Abuse Treat 2019; 103: 43-57, [*3] Aoyama M, et al., J Affect Disord 2020; 275: 1-6, [*4] Lancel M, et al., Sleep Med Rev 2020; 53: 101331, [*5] Bowlby J. Br J Psychiatry 1977; 130: 201-10, [*6] Alam S, et al., J Clin Oncol 2020; 38: 926-36, [*7] Hall C, et al., Bereavement support standards for specialist palliative care services. Department of Health, State Government of Victoria. Melbourne. Authorised and published by the Victorian Government 2012, [*8] 坂口他．Palliat Care Res 2013; 8: 203-10, [*9] Carr D. A. J Health Soc Behav 2003; 44: 215-32, [*10] Ishida M, et al., Jpn J Clin Oncol 2012; 42: 506-12, [*11] Roulston A, et al., Palliat Med 2017; 31: 162-70, [*12] Mori M, et al., J Pain Symptom Manage 2017; 54: 853-60.

6. グリーフケアの原則

　標準的治療は確立していないものの，グリーフケアに関するガイドラインは海外で複数作成されている[16-18]．これらに一貫しているのは，「悲嘆は通常の反応であり，ほとんどの場合は専門家の介入を必要としない」，「多くの人が死別に対処・適応する力（レジリエンス）を持っている」ことである．また，遺族支援には階層性が想定されており，専門的なケアはそれにより恩恵を受けられる人（複雑性悲嘆のリスクが高い場合や強い心理的苦痛を抱えている場合など）に提供することが望ましい．

7. 死別前からのケア

　遺族への支援は死別前から始まっている．日々の関わりを通して，悲嘆反応のリスク因子（表4.4.3参照）のスクリーニングやアセスメントを行い，ニーズに沿った情報提供を行う[16]．ハイリスクの場合は，多職種チームで見守る体制を設けたり，必要時にはケアの提案または専門家への紹介も考慮する[16]．

　患者と家族の関わりを支援することは死別前からできる重要なケアの1つである．遺族が患者を十分に看病できたと思えることは，その後の悲嘆の回復によい影響を与えるといわれる[1]．患者の顔や手を拭いたり，握ってあげる，声をかけるなど，患者が心地よく過ごせる関わりの方法を伝えたり，一緒に行ってみせることもよいだろう．

8. 死別後のケア

　海外のガイドラインでは，死別後2〜3ヶ月，6ヶ月，1年をめどにフォローアップの電話や手紙を送り，専門家による介入の必要性をアセスメントすることが推奨されている[16,18]．本邦の緩和ケア病棟とホスピスを対象にした調査では，死別後7割以上の施設で手紙が送付され[19]，手紙を受け取った遺族の91％が助けになったと回答したことが報告されている[20]．

　死別後に遺族に会う際には，受容的で温かい態度で遺族へのねぎらいやお悔やみの言葉を伝える[1]．故人の人柄や思い出を共有することも遺族の支えとなることがある[1]．死別後〜現在までの状況から専門家による介入は不要（通常の悲嘆）と判断され，かつニーズがある場合には，現在の状況は悲しみに対する自然な反応であり，時間経過とともに少しずつ和らいでいくことや，遺族自身が取り組めそうな対処方法を伝えることが有用である[1]．これらをわかりやすくまとめた情報はインターネット上で公開されているものもあり，ニーズに応じて遺族に渡せるよう準備しておくとよい．

・「これからのとき　　大切な方を亡くしたあなた へ」[21]：死別を経験した遺族に向けた冊子．死別後に生じやすい心や体の変化，対処法が記載されている．

・「子どもの発達段階と悲嘆の表現」[22]：子どもがいる遺族に向けたウェブサ

イト．子どもの死の理解の仕方や説明方法について発達段階の特徴ととも
にまとめられている．
・「大切な人を失ったあとに」[23]：子どもがいる遺族に向けた冊子．子どもが
死を理解するためのヒント，死別後に生じやすい変化や対処法が記載され
ている．

また，遺族が活用できるリソースの1つとして，当事者支援団体が提供す
るサロンや，患者が通院していた病院の家族・遺族ケア外来などがある．最
近では，オンラインでの集まりなど地域に関係なく参加できる機会が増えて
いる．大切な人との死別という点で共通する遺族のピアサポートがその後の
適応を促す力は大きい．地域別，対象別に事前にリストアップしておき，遺
族の様子やニーズによって情報提供ができるとよいだろう．

9．医療者自身のケア

患者の死は医療者にとってもつらいものである．患者との死別は医療者自
身の過去の死別体験による悲嘆を引き起こすこともある[1]．医療者において
も日々のケアが必要であり，デスケースカンファレンスで思いを打ち明けた
り，休憩室などのインフォーマルな場所で自身の話を聞いてもらうことも有
用である．感情を言葉にするだけでなく，リラクセーションなど自分が楽に
過ごせる活動に取り組むこともよい．遺族と同様に，医療者にも悲嘆反応が
生じることは異常なことではなく，日常生活に支障をきたすこともある．そ
の場合は，遺族支援の専門家への相談を検討してほしい．

10．おわりに

遺族の多くは友人や家族など周囲に支えられながら，愛する人のいない生
活に時間をかけて適応していく．それは現実の生活を生きていくために，悲
嘆との付き合い方を新しく見出していくプロセスである．グリーフケアにお
ける支援者はその道のりを共に歩む伴走者であり，その姿勢を大切にしたい．

参考文献

1) 瀬藤乃理子，広瀬寛子．グリーフケアとグリーフカウンセリング─死別と悲嘆へのサポート実践ガイド．日本評論社，2023.

2) Worden, JW 著，山本力 監訳，悲嘆カウンセリング改訂版─グリーフケアの標準ハンドブック．誠信書房，2022.

3) Bonanno G, Kaltman S. The varieties of grief experience. Clin Psychol Rev. 2001; 21: 705-734.

4) 瀬藤乃理子．悲嘆の概念と理論．日本サイコオンコロジー学会，日本がんサポーティブケア学会 編．遺族ケアガイドライン 2022 年版．金原出版，2022; 12-19.

5) American Psychiatric Association 著．髙橋三郎，大野裕 監訳．DSM-5-TR 精神疾患の診断・統計マニュアル．医学書院，2023.

6) WHO. International Classification of Diseases 11th Revision. https://icd.who.int(2024 年 11 月 15 日アクセス）

7) 金吉晴．ICD-11 におけるストレス関連症群と解離症群の診断動向．精神経紙　2021; 123: 676-683.

8) Lundorff M, Holmgren H, Zachariae R, et al. Prevalence of prolonged grief disorder in adult bereavement: a systematic review and meta-analysis. J Affect Disorders. 2017; 212: 138-149.

9) 坂口幸弘，宮下光令，森田達也，他．ホスピス・緩和ケア病棟で近親者を亡くした遺族の複雑性悲嘆，抑うつ，希死念慮．Palliat Care Res. 2013; 8: 203-210.

10) Simon MN, Shear MK, Thompson HE, et al. The prevalence and correlates of psychiatric comorbidity in individuals with complicated grief. Compr Psychiat. 2007; 48: 395-399.

11) Bowlby J. 著，黒田実郎，大羽秦，岡田洋子，他 訳．母子関係の理論Ⅲ 対象喪失．岩崎学術出版社，1991.

12) Bowlby J. 著，二木武 監訳．母と子のアタッチメント──心の安全基地．医歯薬出版，1993.

13) Bowlby J. 著，黒田実郎，大羽秦，岡田洋子，他 訳．母子関係の理論Ⅰ愛着行動．岩崎学術出版社, 1991.

14) Stroebe M, Schut H. The dual process model of coping with bereavement: rationale and description. Death studies, 1999; 23.

15) 久保田陽介，竹内恵美，浅井真理子，他．臨床疑問 1 がん等の身体疾患によって重要他者を失った（病院死）18 歳以上の成人遺族が経験する，臨床的関与が必要な精神心理的苦痛に対して，非薬物療法を行うことは推奨されるか？日本サイコオンコロジー学会，日本がんサポーティブケア学会 編．遺族ケアガイドライン 2022 年版．金原出版，2022; 71-80.

16) Hudson P, Remedios C, Zordan R, et al. Guidelines for the psychosocial and bereavement support of family caregivers of palliative care patients. J Palliat Med, 2012; 15: 696-702.

17) MidCentral District Health Board. Palliative Care Bereavement Support Guidelines. https://www.arohanuihospice.org.nz/wp-content/uploads/ 2019/08/Bereavement-Support-Guidelines-2232-Links.pdf（2024 年 4 月 23 日アクセス）.

18) National Institute for Clinical Excellence. Improving Supportive and Palliative Care for Adults with Cancer. https://www.nice.org.uk/guidance/csg4（2024 年 4 月 23 日アクセス）.

19) 坂口幸弘．わが国のホスピス・緩和ケア病棟における遺族ケアサービスの実施状況と今後の課題──2002 年調査と 2012 年調査の比較──．Palliat Care Res. 2016; 11: 137-145.

20) 坂口幸弘，宮下光令，森田達也，他．ホスピス・緩和ケア病棟で死亡した患者の遺族における遺族ケアサービスの評価とニーズ．Palliat Care Res. 2013; 8: 217-222.

21) 日本ホスピス・緩和ケア研究振興財団．これからのとき─大切な方を亡くしたあなたへ, 2006. https://www.hospat.org/pdf/korekara.pdf（2024 年 5 月 4 日アクセス）.

22) Hope Tree. 子どもの発達段階と悲嘆の表現. https://hope-tree.jp/information/cancercare-for-kids 04/（2024 年 5 月 6 日アクセス）.

23) Schonfeld D, Quackenbush M. 著，PCIT Japan, 国立精神・神経医療研究センター精神保健研究所成人精神保健研究部 訳．大切な人を失ったあとに─子どもの悲嘆とケア　子どもを支える親と大人のためのガイドブック．https://www.ncnp.go.jp/pdf/mental_info_childs_guide.pdf(2024 年 5 月 6 日アクセス)).

◆ 4.5 節　医療スタッフへのサポート

1.　AYA 世代がん患者をケアする医療スタッフの心理状態

1) AYA 世代がん患者のケアの難しさと心理的ストレス

　Erikson[1]のライフサイクル論によると，思春期（adolescent：A）は，「自分とは何者か」と問いつつ模索しながら，自らのなかにアイデンティティを確立していく最初の段階である．その過程の中で，理想の自分と現実の自分とのギャップにもがき葛藤を重ねて，自分らしさを見出していく．若年成人（young adult：YA）になると，それらを基盤として，恋愛や結婚，職場，友人関係などにおいて，対等で両方向的な関係を築きながら，特定の他者と深いつながりを結んでいくことが，発達上の課題となる（表 4.5.1）

　AYA 世代は，人として身体的にまた心理社会的に大きく変化する．自分の人生を切り開いていくときであり，どのような将来像も描ける未来がある一方で，不安定な時期でもある．そのような渦中に突然降りかかってくるがん体験は，非常に受け入れ難く，理不尽に感じるものである．AYA 世代にがんを病むと自分の人生が閉ざされたような感覚になる．AYA 世代がん患者は自分の将来に悩んでおり，悩みごとの焦点は年代や社会的背景に応じて変化する[2]．多くの人にとって将来の夢や希望を追求する，特別でかけがえのない

表 4.5.1　Erikson による発達段階のその課題

発達段階		発達課題と心理社会的危機
第 I 期	乳児期	基本的信頼 対 不信感
第 II 期	幼児前期	自律性 対 恥・疑惑
第 III 期	児童期	積極性 対 罪悪感
第 IV 期	学童期	勤勉性 対 劣等感
第 V 期	青年期	同一性 対 同一性拡散
第 VI 期	前成人期	親密性 対 孤立
第 VII 期	成人期	生殖性 対 自己停滞
第 VIII 期	老年期	統合性 対 絶望

出典：Erikson EH. Identity and the Life Cycle. International Universities Press, 1959.

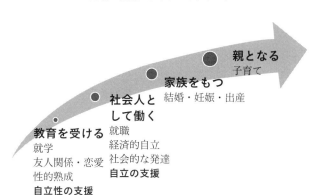

図 4.5.1　AYA 世代のがん患者の様々な課題と支援

時期であるはずの AYA 世代に，がんを病むことによって，心理社会的な様々な苦悩をより濃く抱えることがある（図 4.5.1）．

　AYA 世代がん患者のニーズの把握や求められるケアは多様であるため，個別性が高く，複雑性の高いケア展開が求められる．その上に，患者が治療を受ける病院や診療科は，小児や成人の各診療科に散らばっていて，経験値が蓄積されにくい．

　AYA 世代に特有の自立への不安や親への依存と拒否感情の混在，アンビバレントな感情に加えて，がんと診断されたことによる将来への不安や失望，怒りを抱えやすい．AYA 世代は，自己承認の欲求が強く，それが承認されないと自己の中に閉じこもり自分を守ろうとする特徴がある[3]．また，社会性の発達過程の途上にあるため，言葉による自己表出を苦手とすることがある．第三者から見ると，反抗したと思えば，急に甘えてきたり，ちょっとしたことで傷ついたり，不機嫌になったりといったように感情が急に切り替わる．臨床場面の中で，その感情が時として，医療スタッフに向く場合もある．

　がんによって夢や希望を失い，絶望している AYA 世代患者との関わりは簡単ではない．熱心な医療スタッフであればこそ，AYA 世代がん患者の気持ちや悩みごとに寄り添うために，自分自身の若いときの経験を振り返って，自分ごととして考えながら接しようとするかもしれない．若いときの恋愛，親との関係，お金の問題など，想像力を膨らませながら，「自分がそのときがんになったらどう考えるだろう」と想像するかもしれない．若い患者には，思

い入れが深くなることも多い．しかしながら，彼らの気持ちや悩みに深く入り込むほど，医療では解決できないような問題に直面し無力感を感じたり，心理的な距離感が近くなりすぎてしまい，自分ごとと捉えすぎてつらいと感じたりすることもある．AYA 世代患者ががん治療を受ける病院の医療スタッフには，AYA 世代の年齢層が多く，自分と年齢が近い若者の苦悩や死は不条理で受け入れがたいという思いを抱くことがある．

2）AYA 世代がん患者のケアにおけるモチベーション

AYA 世代がんの特徴として，治療が長期にわたる場合が多い．AYA 世代はライフイベントを経験する時期であるため，長期入院や入退院を繰り返しながら，治療と学校や仕事，家庭生活，様々なライフイベントと両立を図っていく必要がある．

治療方針のみならず，様々な状況や局面においての意思決定が必要となる．そのような時に，患者が人生において何を大事にしたいのか，その価値観に触れ，意向や思いを尊重したコミュニケーションを取ることで，信頼関係や絆が生まれやすくなる．

AYA 世代は年代が幅広くニーズが多様であるため，オーダーメードのケアを展開していくことになる．AYA 世代がん患者のケアにかかわる医療スタッフは，彼らの感情やニーズに敏感に対応することが求められるため，全般的に患者との距離感が近くなり，感情移入をしやすい状況が生じる．

ニーズを受け止め寄り添うケアを提供していく中で，未来への希望や成長の可能性を象徴する一面が見られることがあり，医療スタッフにとってのモチベーションにつながりやすい．

3）AYA 世代がん患者のケアとバーンアウト

「バーンアウト」とは，1970 年代に米国の精神科医の Freudenberger が提唱した概念である．日本語で「燃え尽き症候群」といい，厚生労働省の健康用語辞典によると「それまでひとつの物事に没頭していた人が，心身の極度の疲労により燃え尽きたように意欲を失い，社会に適応できなくなること」と定義されている[4]．

バーンアウトには,「情緒的消耗感」,「脱人格化」,「個人的達成感の低下」という3つの症状がある.「情緒的消耗感」とは,心身共に疲れ果て,何もしたくないという感情・気分であり,バーンアウトの中心的症状である.「脱人格化」は,子どもや高齢者,患者やクライエントなどに対して,対人援助職者が援助する相手への配慮や思いやりがなくなり,敵意や無関心,拒否感が高まり,温かみのある関わりができなくなることである.また「個人的達成感の低下」とは,仕事を遂行したことに対する達成感を実感できなくなり,仕事の喜びや楽しさ,やりがいを感じられなくなることをいう.

前述したように,AYA世代がん患者のケアにおいては,難しさを感じたり,ストレスを受けたりする場面が多く,そのストレスが持続することで疲弊感を強く感じるようになったり,防衛反応として感覚遮断が生じたりする.その結果,思うように成果や達成感が得られなくなり,仕事にやりがいを感じられなくなったり,自信を失ったりすることがある.バーンアウトが引き起こされ,抑うつ状態になると,他者への共感性や細やかな配慮が損なわれかねない状況に陥る.仕事の意欲や熱意が喪失し,ケアの質の低下をもたらす.

2. AYA世代がん患者のケアに携わる医療スタッフへのサポート
1) ワークエンゲージメントとは

「ワークエンゲージメント」とは,オランダ・ユトレヒト大学のSchaufeliらが提唱した概念であり,仕事に関連するポジティブで充実した心理状態として,「仕事から活力を得ていきいきとしている(活力)」,「仕事に誇りとやりがいを感じている(熱意)」,「仕事に熱心に取り組んでいる(没頭)」の3つが揃った状態として定義されている(図4.5.2).

ワークエンゲージメントは,特定の対象,出来事,個人,行動などに向けられた「一時的な状態」ではなく,仕事に向けられた「持続的かつ全般的な感情と認知」によって特徴づけられる.「個人」と「仕事全般」との関係性を示すものであることに加えて,個人の中で日々の時間の経過とともに一時的な経験として変動していく面もあるが,基本的には,持続的かつ安定的な状態を捉える概念である[5].

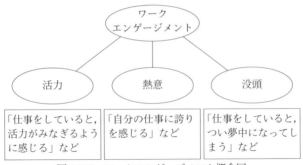

図 4.5.2　ワークエンゲージメント概念図
出典：Shaufeli WB, Bakker AB：Job demands, job resources and their relationship with burnout and engagement: A multi-sample study. Journal of Organizational Behavior, 2004; 25: 293-315.

　ワークエンゲージメントは，「仕事への態度・認知」について肯定的な状態であり，「活動水準」が高い状態にあることから，バーンアウトの対極の概念として位置づけられている．

　AYA 世代がん患者のケアに関わる医療スタッフのワークエンゲージメントは，仕事に誇りややりがいを感じ，熱心に取り組み，仕事から活力を得て，いきいきとしている状態であり，患者のケアに対して，ポジティブで充実した心理状態をいう．

2）ワークエンゲージメントを高める方策
① 多職種チーム医療および AYA 世代がん患者のケアに特化した支援チームの推進

　ワークエンゲージメントを高めることは，自分の価値を高めることである．自己効力感を高め，「自分ならできる」と考えることができるような自信を持てるような経験を積み重ねられたり，自分が行っているケアの意義を見いだすことができたり，学びを深めたりケアに活かせるスキルを高めたり，ロールモデルを身近に見つけるということなどが，ワークエンゲージメントを高めることにつながる可能性がある．しかしながら，現実には，個人の努力で，これらを達成するのは難しい状況もある．AYA 世代がん患者は，他の世代に比べて患者数が少なく，疾患構成が多様であることから，医療スタッフにとっ

ては，診療やケアの経験値が蓄積しにくいという構造的な問題がある．

　AYA 世代がんの医療に関連する領域のみならず，医療業界全体で，多種多様な医療スタッフが，各々の高い専門性を前提とし，目的と情報を共有し，業務を分担するとともに互いに連携・補完し合い，患者の状況に的確に対応した医療を提供する「チーム医療」の展開が，いまや当たり前のものとなっている．多様で個別性が高い AYA 世代がん患者のニーズの把握や支援には，多職種で構成される支援チームで関わることが望ましい．

　さらに，医療機関のみならず，医療スタッフの各職種の養成機関，職能団体，各種学会などにおいても，チーム医療の実現の前提となる各医療スタッフの知識・技術の向上，複数の職種の連携に関する教育・啓発の推進などの取り組みも積極的に進められているため，活用することができる．AYA 世代がん領域における医療と支援の向上を目的に，学術活動，教育活動，社会啓発および人材育成などを，医療者，研究者，患者，家族などが協働して活動する研究会として行っている研究会として「一般社団法人 AYA がんの医療と支援のあり方研究会」などがある．

② AYA 世代がん患者の支援チームにおける多職種連携コンピテンシー

　AYA 世代がん患者の支援チームの構成は，各施設の AYA 世代がん患者数や疾患，活用可能なリソースによって異なる．チーム作りの方法として，AYA 世代がん診療に頻繁に携わる診療科を中心に腫瘍カンファレンスなどをベースに集まる場合や，トップダウン方式で各診療科や職種のリーダーに声をかけチームを組織する方法などがある．AYA 世代がん患者の支援チームを構成する職種は多種多様となることが考えられる．それぞれの専門家同士がお互いに情報共有し，コミュニケーションを十分にとり，お互いを承認しながら同じ方向でケアを進めていくことが重要である．

　「医療保健福祉分野の多職種連携コンピテンシー」は，関連学会や職能団体などからなる多職種連携コンピテンシーチームによって 2016 年に開発されたものである．コンピテンシーとは，高い成果を上げる人の行動特性を意味し，専門職は学びによってコンピテンシーを獲得し，成長することが可能である．このコンピテンシーは，日本の文化や臨床現場の現状を反映しており，2 つのコアドメインである「患者・利用者・家族・コミュニティ中心」，「職

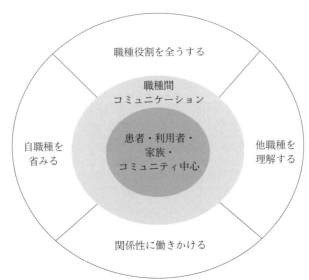

図 4.5.3　多職種連携のコンピテンシー
出典：Shaufeli WB, Salanova M, Gonzalez-Roma V, Bakker AB. The measurement of engagement and burnout: A two sample confirmatory analytic approach. Journal of Happiness Studies, 2002; 3: 71-92.

種間コミュニケーション」，コアドメインを支え合う 4 つのドメインである「職種としての役割を全うする」，「関係性に働きかける」，「自職種を省みる」，「他職種を理解する」の計 6 つの能力からなる（図 4.5.3）[6].

　AYA 世代がん患者に提供されるケアの質には，メンバーのそれぞれの専門性と同時に連携する力も影響すると考えられる．

③「わからない」状態に耐えることで AYA 世代がん患者の本質的な理解に近づく

　現場やシステムの変化に適応できる能力としてケイパビリティもコンピテンシーと同様に海外では使用されている．

　AYA 世代がん患者と接していく中で，見通しが立たないこと，正解がないことに日々直面しているかもしれない．このような場面に活かせる能力として「ネガティブケイパビリティ」という概念が注目されている．

　「ネガティブケイパビリティ」とは，19 世紀の詩人の Keats が最初に提唱した概念であり，「どうにも答えの出ない，どうにも対処しようのない事態に耐

える能力」であり，「性急に証明や理由を求めずに，不確実さや不思議さ，懐
疑の中にいることができる能力」である．今は変えられないとしても，その
不確実な状態に努力して耐え，希望を見出していく態度や，患者とともにそ
れを見いだしていくことが，あるべき姿であるといった考え方である[7]．

　一般的に，人は不確実なものを考え続けることが苦手である．そのため，
複雑な問題に対してラベリングをしたり，フレームを当てはめたりしがちで
ある．その結果として得られた答えは一見わかりやすいかもしれないが，本
質的な部分が抜け落ちてしまっている可能性があるということに留意する必
要がある．多様で複雑な問題に対して，早急に答えを出そうとするのではな
く，答えが見つけられない場合は潔くその状態を受け入れて，「わからない」
状態に耐えて時間をかけて向き合い続けることによって，AYA 世代がん患者
の本当のニーズや本質的な理解に近づくことができるのかもしれない．

参考文献
1 ）Erikson EH. Identity and the Life Cycle. International Universities Press, 1959.
2 ）清水千佳子，小澤美和．ガイドラインの作成 / 思春期・若年世代のがん患者およびサバイバー
　　のニーズに関する包括的実態調査，Retrieved from: https://mhlw-grants.niph.go.jp/ niph/search/
　　NIDD00.do?resrchNum=201607024A. 2017.
3 ）丸光惠．思春期・青年期の子ども，奈良間美保（編），系統看護学講座専門分野 II　小児看護学
　　1（第 13 版）．医学書院 2015; 135-138.
4 ）Freudenberger H J. Staff burnout. The Journal of Social Issues, 1974; 30: 159-165.
5 ）Shaufeli WB, Bakker AB：Job demands, job resources and their relationship with burnout and engage-
　　ment: A multi-sample study. Journal of Organizational Behavior, 2004; 25: 293-315.
6 ）Shaufeli WB, Salanova M, Gonzalez-Roma V, Bakker AB. The measurement of engagement and burn-
　　out: A two sample confirmative analytic approach. Journal of Happiness Studies, 2002; 3: 71-92.
7 ）アーノルド・B・バッカー，マイケル・P・ライター 編，島津明人 総監訳，井上彰臣，ほか 監
　　訳．ワーク・エンゲイジメント：基本理論と研究のためのハンドブック．星和書店，2014
8 ）他職種連携コンピテンシー開発チーム：医療保険福祉分野の多職種連携コンピテンシー．2016;
　　11.
　　https://www.hosp.tsukuba.ac.jp/mirai_iryo/pdf/Interprofessional_Competency_in_Japan_ver15.pdf
9 ）帚木蓬生．ネガティブ・ケイパビリティ；答えの出ない事態に耐える力，朝日新聞出版，

5章

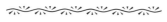

多職種連携

◆ 5.1節　病院内の多職種連携

1. がん拠点病院が求められる多職種連携によるAYA世代への支援

　AYA世代は，思春期の高校生から社会に出たばかりの20代，公私共に生活が安定しつつある30代前半，人によっては家庭を持つ場合もあれば，仕事でも責任のある職務を任せられるようになる30代後半まで多様な年代を包含する．彼らの心理・社会的なニーズは多様であり，それぞれの年代ごと，ペイシェントジャーニーの段階ごと（診断～治療開始まで，治療中，治療後・社会復帰，再発・難治となったとき）によって必要とする支援には幅がある．

　2018年3月9日に閣議決定された第3期がん対策推進基本計画では初めて，AYA世代に特化したがん対策として，年代や個々の状況に応じたニーズに対応できるような体制の整備が必要とし，AYA世代のがんの診療体制および相談支援・就労支援体制の検討が取り組むべき施策に挙げられた[1]．

　個別のがん診療連携拠点病院については指定要件に，AYA世代に特有の就学，就労，妊孕性の温存，アピアランスケアなどの課題について自施設もしくは連携施設のがん相談支援センターで対応できる体制の整備が求められており，さらにそれらの相談に応じる多職種からなるAYA世代支援チームを設置することが望ましいとされている（表5.1.1）[2]．実際の取り組み状況については施設ごとの差が大きく，がん相談支援センター内で対応している施設もあれば，AYA世代支援チームを新規に設置したり，既存の緩和ケアチームなどの中にAYA世代に特化した部門を設置するなどの取り組みが見られる方，まだ世代特有の課題に対応できる体制が未整備の施設も多いのが課題となっている．本邦におけるAYA世代がんはがん全体の約2％と希少で[3]，がん治療病院1施設あたりの初診数は約48例/年と限られるため[4]，指定要件

表 5.1.1　がん診療連携拠点病院の指定要件で整備が求められる AYA 世代への対策

Ⅱ 地域がん診療連携拠点病院の指定要件について
2 診療体制
(1) 診療機能
⑥ それぞれの特性に応じた診療等の提供体制
イ 小児がん患者で長期フォローアップ中の患者については，小児がん拠点病院や連携する医療機関と情報を共有する体制を整備すること．
ウ 各地域のがん・生殖医療ネットワークに加入し，「小児・AYA 世代のがん患者等の妊孕性温存療法研究促進事業」へ参画するとともに，対象となりうる患者や家族には必ず治療開始前に情報提供すること．患者の希望を確認するとともに，がん治療を行う診療科が中心となって，院内または地域の生殖医療に関する診療科とともに，妊孕性温存療法及びがん治療後の生殖補助医療に関する情報提供及び意思決定支援を行う体制を整備すること．自施設において，がん・生殖医療に関する意思決定支援を行うことができる診療従事者の配置・育成に努めること．
エ 就学，就労，妊孕性の温存，アピアランスケア等に関する状況や本人の希望についても確認し，自施設もしくは連携施設のがん相談支援センターで対応できる体制を整備すること．また，それらの相談に応じる多職種からなる AYA 世代支援チームを設置することが望ましい．

出典：厚生労働省．「がん診療連携拠点病院等の整備について」（厚生労働省健康局長通知）（令和 4 年 8 月 1 日）．https://www.mhlw.go.jp/content/000972176.pdf より抜粋（下線は筆者による）．

にも記載のあるように AYA 世代の受診数が少ない施設では施設単位ではなく地域単位で連携体制を構築していくことが肝要である．

2. 病院内での多職種チームの立ち上げ

　それぞれの施設内で AYA 世代の支援体制を構築していく際は自施設の現況把握が必要である．AYA 世代の症例数に応じて，自施設独自で対応するのか，地域連携を模索するのか検討する．自施設独自での対応を目指す場合には，がん相談支援センターや緩和ケアチームなど既存の枠組みの中での対応を試みるのか，それとも新規に AYA 世代支援チームを立ち上げるのかを検討する．多職種チームを立ち上げる場合には院内の各職種の協力が必要不可欠である．医師・看護師だけでなく，薬剤師，心理職，メディカルソーシャルワーカー（medical social worker：MSW），リハビリセラピストなど多職種から特に AYA 世代への対応に慣れたメンバーにチームへの参画を促す．しかし，AYA 世代がん患者のサポートに長けた人材の育成は個別の病院単位では

難しさもあり，一般社団法人 AYA がんの医療と支援のあり方研究会（AYA 研）が主催する AYA 世代がんサポート研修会などへの多職種の参加を通して，個々の医療者のスキルアップを支援する必要がある．

まず取り組むべきは院内における AYA 世代がん患者の抽出とニーズのスクリーニングである．がんセンターのようながんに特化した診療施設であれば年齢だけでの抽出が可能だが，多くの総合病院や大学病院においてはその他の年齢・疾患の患者が大半を占める中から，この世代の患者を可視化することは困難を伴う．医事課や看護部と協働し，初診時や入院時など様々なタイミングで AYA 世代がん患者を抽出できる施設ごとの仕組み作りが求められる．

抽出された患者には個別のニーズをスクリーニングする必要がある．National Comprehensive Cancer Network（NCCN）はがん患者の苦痛とサポーティブケアの必要性を迅速に評価するため，つらさの寒暖計（Distress Thermometer and Problem List：DTPL）の使用を推奨している[5]．DTPL を用いたスクリーニングが AYA 世代の臨床的に有意な心理的苦痛を同定するのに有用であったとする海外の報告に続いて[6]，DTPL に基づいたスクリーニングツールが本邦の AYA 世代がん患者においても臨床的に有意な苦痛を同定するのに有用であることが報告されている[7]．がん診断当初のこれらのセルフチェックによるスクリーニングツールを用いたニーズの抽出だけでは不十分であり，がん相談支援センターや AYA 世代支援チームの AYA 世代に慣れた医療者による医療面接においてアンメットニーズが洗い出されることが望ましい．また，ペイシェントジャーニーの様々なタイミングでこれらのスクリーニングが繰り返し行われることが必要で，院内における AYA 世代の相談窓口を整備し情報提供することで，当事者・医療者に向けて相談窓口を可視化する．

抽出されたそれぞれのニーズに応える院内外のリソースを準備しておくことも肝要である．例として「妊孕性温存」であれば，意思決定支援に携わる院内の医師・看護師・心理職など医療者の可視化や，院内外のがん・生殖医療スタッフとの連携，「就学や教育継続」の支援であれば，院内の MSW やチャイルドライフスペシャリスト（child life specialist：CLS）や院外の教育委

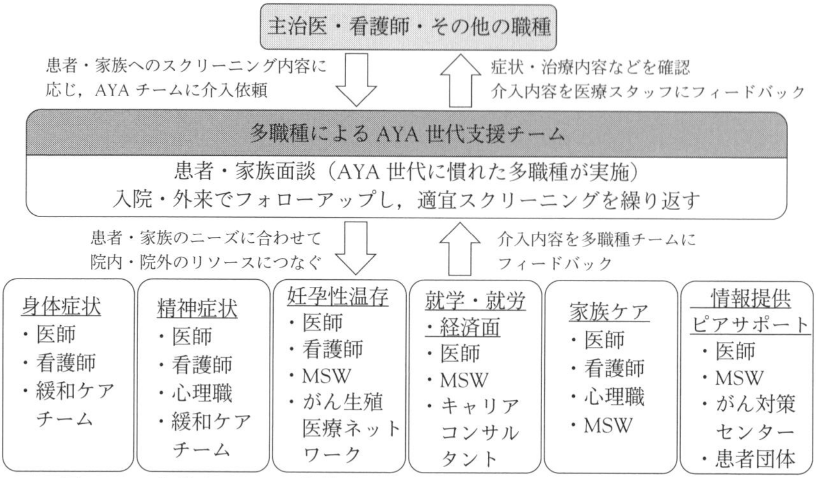

図 5.1.1　施設内における多職種による AYA 世代支援チームの運用フロー例

員会，特別支援学校との連携，「就労・復職」への支援であれば，院内の MSW や社会保険労務士と地域のハローワークや地域若者サポートステーション（サポステ）などとの連携が必要となる．それぞれのニーズにあった院内外のリソースをつなぎ，介入の内容を主治医など医療スタッフに還元することで円滑ながん診療が進むよう側方から支援する（図 5.1.1）．

　多職種チーム立ち上げのポイントとして，院内における支援のニーズを把握することが挙げられる．チームの立ち上げ当初より AYA 世代のあらゆるニーズに応える体制を整備することは困難であり，妊孕性温存や就学・就労，家族ケア，アピアランスケアなど多様な AYA 世代の課題のうち，自施設の患者・家族・医療者において特にニーズが高く，当初に取り組むべき課題を選定し，特にその課題に対応する院内外のリソースを把握していくことが推奨される．病院という大きな組織の中で新たな多職種連携の仕組みを構築するには幹部や経営者や周囲の理解と協力が必要であり，特にニーズの高い課題から取り組み始めることで，院内関係者に多職種での AYA 世代支援の重要性を認識してもらうことにつながりやすい．

3. サバイバーシップケアにおける多職種協働での情報共有

　AYA 世代がん患者の悩みやニーズはペイシェントジャーニーのそれぞれの時期によって大きく変化していく．がんの診断を受ける時期は本人・家族の心理的負担が大きく，当初は衝撃を受け落ち込み，時間経過とともに受容のフェーズに至る．自身の病気について情報検索を行い，セカンドオピニオンを求めやすい流動的な時期でもあり，家庭や職場での社会的な課題が生じ始める時期でもある．がんの治療中はそれぞれの治療に伴う副作用対策としてセルフケアを習得しつつ，治療と実生活との両立に悩む時期となる．治療後は後遺症への対策・セルフケアの習得と並行して日常生活へ復帰し，がんへの偏見や再発への恐怖を感じやすい時期である．再発・転移をしたときは，ライフスタイルに合わせた両立支援やアドバンスケアプランニング（advance care planning：ACP）に基づく療養環境の調整を要する．病勢が進行してくると「死への恐怖」を抱く．それぞれの時期に合わせた多職種によるサポーティブケアを提供するには患者・家族のニーズだけではなく，価値観や生きがいといった人生観を医療者が理解することが良質な ACP には必要とされる．

　がん治療後に一定数の患者・家族が性についての悩みをアンメットニーズとして持っており，医療者に相談できていないことが明らかとなっている[8]．がん薬物療法やホルモン療法による性ホルモン低下により性欲が低下したり，腟粘膜の乾燥・萎縮による性交痛や勃起不全をを来す場合がある．また手術や放射線治療によっても性機能に関わる神経を障害したり，乳房切除や術創，ストーマの造設によってボディイメージの変化を来し，性生活に影響が出る場合もある．性生活の悩みはパートナーとの関係性にも影響が出ることがあるが，性の問題はパートナーを含めた他人や医療者には相談しにくく，一方の医療者も相談されたとしても十分な対応ができない場合も多い．異性の医療者にはより一層，表出しにくいといった傾向もあり，同性の看護師や心理職，リハビリセラピストがふとした雑談の中で聴取し，その後のケアにつながる好事例もある．サポーティブケアの過程の中で性生活やパートナーとの関係性を考えることは決して恥ずかしいことではなく，適切なタイミングで相手を選んで医療者に相談してほしいと情報提供しておき，患者が勇気

を出して相談した医療者は，プライバシーに配慮しつつ，院内外の適切な相談窓口につなげられるよう準備をしておくことが肝要である．

　AYA世代の治療成績は向上しているが，いまだに年間2,000〜3,000例のAYA世代がんで命を落としている．命の危険が迫った状態になる前に患者自身が希望する医療やケアを受けるために，大切にしていることや望んでいること，療養の希望などを家族や医療者と共有するACPは大切であるが，AYA世代特有の困難さが介在する．若年で体力や臓器予備能も保たれていることから，患者・家族も医療者も積極的ながん治療をぎりぎりまで検討し，体力を保った終末期の時間が短くなり，療養環境の調整に難渋することもある．複数のセカンドオピニオンを回るだけでなく，わらにもすがる思いの患者・家族の不安感を悪用した医学的に根拠の乏しい治療につながってしまう場合もあり，正しい医学的情報の提供だけでなく，こうした終末期への不安に対する適切な多職種ケアが根拠の乏しい医療に陥る患者・家族を助けることにつながり得る．

　まだ治療を頑張っている患者に「死」のことを考えさせたくない家族のニーズや，医療者側の若年患者・家族に厳しい状況を説明する経験不足もあって，予後不良の説明が遅れがちとなり，ACPの話し合いは進みにくい．AYA世代への対応に慣れた医療者の説明時の側方支援や，患者・家族に厳しい説明がなされた後のフォローを行う看護・心理職のサポートも必要となる．終末期を迎えたAYA世代患者の約60％は自宅での療養を希望するとされているが[8]，40歳未満のがん患者は終末期であっても公的介護保険制度の対象とならない．制度の狭間にある終末期AYA世代がん患者を対象とした在宅療養生活支援事業は少数の地方自治体（都道府県の約5％，政令指定都市の約35％，全市区町村の約10％）では実装されており，居住する自治体で制度があるか，がん相談支援センターやMSWによる調査・情報提供を要する．

　AYA世代がん患者の生きがいや「自分らしさ」を尊重した医療・ケアを提供するためには，医師・看護師・心理職・薬剤師・リハビリセラピストなど患者・家族に接する多職種が治療やケアの合間に少しでも雑談を挟み，幅広い会話の中で学業や仕事，家族，趣味，嗜好（しこう）など生きがいや価値観を尋ね，多職種カンファレンスや電子カルテのテンプレートなどを活用して情報を統

合し,共有する場や仕組みを設けることが重要である.診断時,がんのステージが進んだとき,予後不良となったときなどにはその時点の病状・治療方針だけでなく,中長期的な今後の見通しについても都度,多職種から可能な限りの情報提供を行い,共同意思決定(shared decision making:SDM)に努める.

4. 多職種チームでのカンファレンスの重要性

　AYA世代がん患者との関わりの難しさを感じるスタッフは多い.また症例数は少なく,経験値を上げることも難しい.そのため,よりチームの力は重要である.

　AYA世代がん患者に関わる際,年齢が若いことでの戸惑いを感じる人は多い.同世代であったり,自分の子どもと同じような年齢であったり……多くの人は,やはり若くしてがんを患っている人に接すると,なんとも言えない感情が湧くものである.人によっては,思い入れが強くなったり,逆に気持ちが遠のいたりする.年齢が近く,雑談やプライベートな話をする機会が多かったり,親の思いを聞いたりしていると,つい何か力になりたいと思うこともあるだろう.一生懸命に関わることは良いことではあるが,いつの間にか巻き込まれてしまい,関わる時間が必要以上に長くなったり,自立の機会を阻んでしまったり,客観性が保てなくなることもある.そうすると,苦悩する人のために何かしたいと願いつつも,時に自分自身がつらくなり傷つきたくないという思いが無意識に働き,自分の感情の揺れを感じないようにし,逃げ出したくなることもある.その時はスタッフ自身が自らの感情を振り返り,患者の個別性に合わせ,今の状況をアセスメントし,自分の専門の役割について見直し,今何ができるのか考えてみると良い.

　AYA世代がん患者のカンファレンスを適宜開催し,対応の検討をすることは有用である.すでにそれぞれのスタッフが気に留めていた内容も多いが,多職種で集まって検討すると,情報が不足していること,注目していなかったこと,深く議論していないことがあるというのに気が付く.情報整理をすることで問題が明確化され,患者理解が深まる.そして,多職種で感じていることを共有することで,関わりの視点が広がると言える.また,今後の関

わり方の具体的なアプローチを確認することもできる．さらに必要な他職種がいた場合は関わりをお願いすることで，さらなる包括的な支援につながる．そして，カンファレンスで自分が感じていることを話題にすることで，チーム内の自分の役割が見えてきて，一人で抱え込むことが減り，患者との心理的距離が適度になると考える．

　チームで患者を支え適度な心理的距離を保つことができれば，それぞれの職種の専門性を活かし，患者のニーズに答えることができ，そして患者の状態が重くなったとしても，最期まで関わり続けられるだろう．

参考文献
1 ）厚生労働省．がん対策推進基本計画（第 3 期）〈平成 30 年 3 月〉．https://www.mhlw.go.jp/file/06-Seisakujouhou-10900000-Kenkoukyoku/0000196973.pdf.
2 ）厚生労働省．「がん診療連携拠点病院等の整備について」（厚生労働省健康局長通知）（令和 4 年 8 月 1 日）．https://www.mhlw.go.jp/content/000972176.pdf.
3 ）がん情報サービス．がんの統計 2023．https://ganjoho.jp/public/qa_links/report/statistics/2023_jp.html.
4 ）Ohara A, Furui T, Shimizu C, et al. Current situation of cancer among adolescents and young adults in Japan. Int J Clin Oncol. 2018; 23: 1201-1211.
5 ）Riba MB, Donovan KA, Anderson B, et al. Distress Management, Version 3. 2019, NCCN Clinical Practice Guidelines in Oncology. J Natl Compr Canc Netw. 2019; 17: 1229-1249.
6 ）Chan A, Poon E, Goh WL, et al. Assessment of psychological distress among Asian adolescents and young adults（AYA）cancer patients using the distress thermometer: a prospective, longitudinal study. Support Care Cancer. 2018; 26: 3257-3266.
7 ）Hirayama T, Fujimori M, Yanai Y, et al. Development and evaluation of the feasibility, validity, and reliability of a screening tool for determining distress and supportive care needs of adolescents and young adults with cancer in Japan. Palliat Support Care. 2023; 21: 677-687.
8 ）Hirano H, Shimizu C, Kawachi A, et al. Preferences Regarding End-of-Life Care Among Adolescents and Young Adults With Cancer: Results From a Comprehensive Multicenter Survey in Japan. J Pain Symptom Manage. 2019; 58: 235-243. e1.

◆ 5.2 節　施設間の多職種連携

1. はじめに

　AYA 世代に発症するがんは，小児に多い希少がん，若年世代に多い甲状腺がんなど，そして成人に多い 5 大がんまで様々である．それゆえに AYA 世代がん患者として集約化は困難であるために，年間わずか約 2 万人発症の AYA 世代のがん患者は，全国に散らばって医療を受けている．つまり，日本国内の各施設が経験する AYA 世代のがん患者数は極めて少なく，がん診療拠点病院といえども，15〜19 歳の中央値は 2 例，もっとも多い 35〜39 歳でも中央値 22 例との報告[1]がある．わずかこれだけの患者の診療・支援のために，AYA 世代の医療・支援に特化した専門職を配置している病院が少ないのは仕方がないといえる．この少ない患者が，さらに病院内の様々な科に分かれて存在するので，診療科としての経験はさらに希少なものとなる．

　そこで，有用なことは院内連携・施設間連携である．病院内の連携については前節で述べられている．この院内連携を役職ではなく，スタッフ個々の顔が見える感覚で実践できるようになると，施設間連携も容易になると思われる．本節では，施設間連携について述べる．

2. 医療スタッフが情報を得るための施設間連携（4.5 節参照）

　がん診療拠点病院には，がん相談支援センターが設置されている．ここは，自身の施設の患者でなくとも，一般的には全国のがん患者の相談を受け付けている．さらには，医療者支援も行っている．医療者のニーズに応える情報提供や，医療者自身を支えることも担ってくれているので，各施設の相談員同士が，ネットワークの窓口として利用できると有用である．

3. 専門的医療技術や支援プログラムを持つ医療施設との施設間連携

　施設間連携が有用と思われる領域を下記に列記した．すでに述べられている項目ばかりなので，関連の章も示した．サイコオンコロジーという大きな視点では，すべてが対象となる領域であり，加えて専門的な知識・情報が必

要とされる領域でもある．サイコオンコロジストとして，患者のキーパーソンとしての関係性が築かれている場合には，各専門家たちと施設を超えた役割分担と情報共有について，コーディネートを担当するスタッフを介して連携が行えると良い．

1) 妊孕性温存（1.4 節参照）

　AYA 世代のがん診療において，施設間連携が最も進んでいる領域である．AYA 世代特有の医療ニーズであり，迅速な連携を必要とするからである．日本がん・生殖医療学会ホームページから「学会取り組み」内の「地域連携」（図 5.2.1）で，日本産婦人科学会登録の生殖医療施設のリストが各県ごとに確認できる．情報が準備中の県は，近隣の県の情報にアクセスしておき他県であっても連携を取ることができる地域ネットワークを構築しておくと良い．短期間に意思決定を行わねばならない連携でありながら，情報量が多く，本人・家族の人生に関する価値観を踏まえた非常にデリケートな意思決定を必要とするためである．そして，患者の選択肢が最大限に残されるように，がん診療施設として，患者・家族に伝えておく情報，生殖医療施設が必要と

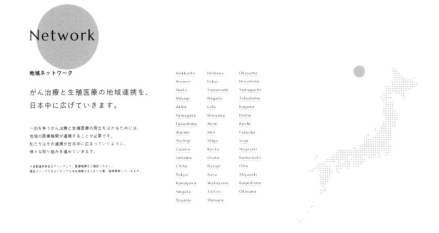

図 5.2.1　日本がん・生殖医療学会ホームページ「がん治療と妊娠　地域医療連携」
　　　　出典：日本がん・生殖医療学会．がん治療と妊娠　地域医療連携．https://j-sfp.org/cooperation.

している情報項目を施設間で共有しておく事前の準備が望まれる．日本がん・生殖医療学会では，診療情報提供書の例も提示してくれているので参考になる．疾患の状態，妊孕性への影響の情報だけでなく，生殖医療施設との診療連携の実際を具体的に伝えておくと患者の安心につながり，意思決定もスムーズになるだろう．

　妊孕性温存した場合は，受精卵の移植や卵子の体外受精，凍結保存された卵巣組織を移植して生児を獲得し，そして，育児が軌道に乗るまでの連携が必要であるし，機能温存しなかった場合またはできなかった場合こそ，患者が挙児を思い立った際の心理的なサポートをどちらの施設が窓口になれるのか，患者に提示できておくとよい．

2）がんと遺伝（1.6 節参照）

　AYA 世代発症のがんにおいて，遺伝性疾患を疑う視点は欠かせない．家族歴などから強く疑われる際には，検査を行う前の情報収集や検査の目的・結果が持つ意味についての説明から専門的な関わりが必要である．遺伝診療部が設置されている施設は極めて少なく，臨床遺伝専門医，認定遺伝カウンセラー，遺伝看護専門看護師などがいない施設においては，専門家がいる施設との連携を取ることが望ましい．臨床遺伝専門医と認定遺伝カウンセラーは，日本遺伝カウンセリング学会と日本人類遺伝学会が共同認定しており名簿はホームページで確認できる．遺伝看護専門看護師は日本看護協会が認定する資格でホームページにその活動が紹介されている．

3）長期フォローアップ（1.5 節参照）

　がんの治療終了後の長期フォローアップの重要性は，小児がん領域において 20 年以上前から提唱されてきた．小児がん医療は集約化により，総合診療医である小児科医ががん診療の主治医であることにより，主治医による長期フォローアップの必要性は比較的早く周知された．現在は，成人医療への移行における施設連携のあり方が課題となっている．

　そして，AYA 世代がんの経験者は，がん好発年齢である高齢のサバイバーよりも，治癒後の人生が長いことから小児がん経験者同様に長期フォロー

アップは必要である．しかしながら，各臓器の専門診療科においてがん診療が行われるためにがんの再発の心配がなくなった後，晩期合併症を念頭に入れた総合的な視点で長期フォローアップ診療を行うことは，容易ではない．

第4期がん対策推進基本計画においてがん診療連携拠点病院は，AYA世代支援チームの設置が望ましいと示された．このチームがあれば，窓口となって長期フォローアップを目的とした施設連携が可能かもしれない．まだ，チームが整備されていない施設においては，がん相談支援センターが主治医科の相談や当時者の窓口となり，必要な医療を提供できる施設を開拓することで施設連携を充実させていく必要があるだろう（図 5.2.2）．小児がん経験者の長期フォローアップにおいて成人医療側で受け入れを行っている診療科を持つ施設と連携することは，AYA世代発生のがん患者においても比較的容易だろう．

また，総合診療専門医制度が始まった．総合診療医は，がん経験者の長期フォローアップに今後，大きな力を発揮できる存在と考えられている．

長期フォローアップの施設連携においては，本人に伝えておく情報とその理解の確認，受け入れ医療側が連携する上で必要と考える情報の整理，そし

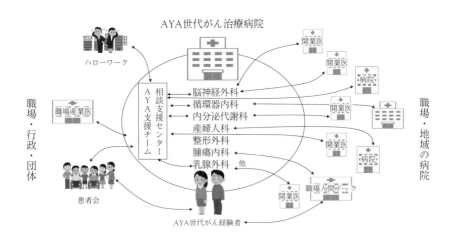

図 5.2.2　長期フォローアップにおける施設間連携

て通院の目的が変わるために主治医を変更するという本人の意思が整って，移行が可能になる．

4）終末期医療（4.4 節参照）

① 在 宅 医 療

AYA 世代のがん患者は，治癒が期待できなくなった終末期において，在宅で過ごすことを希望する者が多いという報告がある[2]．まずは，本人の意思決定の過程が重要だが，本人の意思が確認できた後には，集約的治療を行った病院に在宅医療の部門がない場合は，地域の訪問看護ステーションや訪問診療クリニックとの連携が必要になる．高齢者の在宅医療のニーズは多い一方で，通常のがん診療同様に，AYA 世代の終末期在宅医療の経験は少ないといえる．介護保険の適応がない AYA 世代の在宅医療においては，地域により独自に助成金などの支援体制を整えている場合がある[3]．また，患者の状況によりがん領域以外の福祉にも視野を広げると有効な支援がある場合もある．

終末期における AYA 世代患者・家族とのコミュニケーションは，治療中よりもさらに困難だろう．そして，病状進行が早い性質のがん種が多いことや意思決定までに本人と家族の意向のすり合わせに時間が必要な場合が多いために，在宅移行後，看取りまでの時間が短い場合も多い．終末期の在宅医療のための施設連携では，患者・家族の心理社会的な情報共有は，十分に行っておく必要があるし，場合によっては施設移行後もお互いの情報共有・アセスメントの共有が細やかにできると良い．

② グリーフケア

AYA 世代がん患者が亡くなった後，遺族である家族も若いことから，グリーフケアの窓口があることを提示できると良い．親にとって，自分より先に我が子を亡くすという体験は耐え難く，きょうだいにとっては親とは異なる複雑な感情を伴うことがある．がん診療の主治医の施設に遺族外来があれば，家族も容易に訪れることができるが，心情的に同じ施設に足が向かない場合もある．正式に遺族外来・グリーフケア外来を設置している施設は少なく，心療内科や精神科，精神腫瘍科の中で対応している施設もある．近隣のがん相談支援センターで遺族ケアの窓口に関する情報を得ておくと良い．

4. 医療以外の施設との連携（5.3 節参照）

AYA 世代のがん患者支援は，がんを経験したことによる状況を踏まえた「意思決定」を様々な場面で行いながら「生きる」を支えることである．これは，医療ではまかないきれないことが多く，これこそ連携が必要な領域である．

「生きる」という側面においては，少し前を歩んでいるピアは最大のサポーターであるので，患者会との連携は有用な場合がある．また，就労に関しては，職場の産業医やハローワークなどの行政との連携も大いに活用できる．本節で少し触れている部分もあるが，次節の「地域資源が行うサポート」が AYA 世代には欠かせないものであること忘れないでいただきたい．

5. お わ り に

AYA 世代がん患者のサイコオンコロジー領域における支援は，適切な治療を受けながらライフステージごとに対峙する多種多様のニーズを拾うことから始まる．これを一人で対応することは不可能であるので，院内・院外さらには医療外との連携が必要である．

そして，AYA 世代の認知・行動力は様々であることを理解しておくことも大切である．そのため，多くの連携施設での情報を統合し，患者の身体・心理社会的な状況を踏まえ，意思決定し，「生きる」ことに迷いが生じたり，疲れた時に，立ち寄る場所があると良い．主治医科なのか，相談支援センターなのか，施設の体制や本人の個性により都度異なるだろう．その人なりの生活が軌道に乗るまでは，大きな連携チーム全体を把握している場所やスタッフが存在すると良いが，患者が自らの生きる力を発揮できることに自信が持てるようになれば，徐々に忘れていく場所であるような距離感であると良い．

参考文献
1）Ohara A, Furui T, Shimizu C, et al. Current situation of cancer among adolescents and young adults in Japan. Int J Clin Oncol. 2018; 23: 1201-1211.
2）Hirano H, Shimizu C, Kawachi A, et al. Preferences Regarding End-of-Life Care Among Adolescents and Young Adults With Cancer: Results From a Comprehensive Multicenter Survey in Japan. J Pain Symptom Manage. 2019; 58: 235-243.

3）畑中めぐみ，清水千佳子，堀部敬三．地方自治体における AYA 世代のがん患者への支援の実態調査．AYA がんの医療と支援 2022; 2: 1-7.

◆ 5.3 節　地域資源が行うサポート

1. はじめに

　我が国における AYA 世代（15 〜 39 歳）の年間が新規がん罹患者数は約 20,000 例，全年齢の罹患者数 10,000 例における割合はわずか 2 ％程度であり，適切な医療や支援のあり方の検討が立ち遅れてきた経緯がある．2018 年に策定された第 3 期がん対策推進基本計画において，AYA 世代へのがん対策が掲げられて以降，がん治療の側面のみならず，生殖機能温存，教育や就業など幅広い視点での支援体制強化が求められているが，医療現場における経験値の集約と対策の整備はいまだ十分とは言えない．医療従事者はこうした状況を理解した上で，AYA 世代の患者・家族の適切な社会資源の活用促進と，社会資源の掘り起こし，さらには創造に積極的に関与することが期待されている．

　こうした背景を踏まえ本節では，AYA 世代の療養生活上の課題と地域における社会資源について概説する．

2. 社会資源とは

　社会資源とは，「患者・家族の周囲にあり，患者・家族の問題の解決・課題達成・ニーズの充足に活用できるものすべて」[1)]と定義される．なお，供給元は行政・法人・企業といった公的機関により体系化されたものの他，患者支援団体・近隣住民・ボランティア・家族や親戚などのインフォーマルなシステムも含まれる．

3. がん患者の療養生活に役立つ情報と社会資源

1) 経済的負担を軽減する社会資源

　2018 年度に実施された患者体験調査において，AYA 世代がん患者が，がんの治療費負担による治療の変更・断念をしたことがあると回答した割合は 11.1 ％と，一般がん患者の 4.8 ％の約 2 倍の割合を占めることが明らかにされた．あわせて，治療費の捻出のために貯金の切り崩しや，食費を削るなど

の対応をせざるを得なかった患者が一定数存在することも明らかになっている[2].

がんの診断初期から終末期に至るまでのがん治療に伴う療養上の困難は，患者の年齢や家族構成，社会における役割などにより様々であるが，表5.3.1では特に，AYA世代がん患者が経済的負担を軽減する際に役立つ公的な社会資源を示す.

医療従事者が患者・家族にこれら社会資源の利用を推奨する際には以下の点を留意する必要がある．AYA世代は18歳未満の発症であれば小児の社会資源を活用可能であるが，介護保険対象外の20代・30代のAYA世代は在宅療養に必要なサービス利用の費用負担軽減の策が不十分であるなど，制度のはざまに苦慮した際の対応である．医療ソーシャルワーカー（medical social worker：MSW）は年齢や身体障害の状況を確認しつつ既存の制度適応の検討や，地域単位の支援資源も含めて検討する（表5.3.1）.

2）未成年の子どもを持つ患者への支援

現在，18歳未満の子どもを持つがん患者は24.7％を占めることが明らかになっており[3]，介護者となる配偶者や患者の親に限らず，その子どもも十分な支援を受けながら，家族全体で安心して療養生活を送れるよう支援を提供することが必要不可欠である．本節では，社会資源の観点から活用可能な社会資源を表5.3.2に示す.

医療従事者は，患者に子ども有無の確認はもとより，親である患者が治療の影響で従来通りの役割を遂行することが困難な場合に，代替となるサポーターが家族内に存在するのか，サポーターの獲得が難しい場合には社会資源の利用での負担軽減が期待できそうかについて，患者とコミュニケーションを図ることが期待されている.

3）就 学 支 援

18歳以下でがんの診断を受けた患者を対象とした調査において，A世代にあたる高等学校の患者の休学は61.3％，退学が8.1％と，小中学生と比較すると高い割合を占めていることが明らかにされている[4]．これまで高校生に

表 5.3.1　経済的負担を軽減する社会資源

分類	制度名	申請窓口	対象者・申請時期など
費用負担軽減	高額療養費制度	健康保険組合	【対象】医療保険による1か月の医療費自己負担額が基準額を超えた場合 【交付内容】一定額を超えた分が償還払いされる 【備考】状況により，限度額適用認定証・多数該当・院外処方合算申請等も申請可能
	高額医療・高額介護合算制度	各市町村介護保険窓口	【対象】毎年8月から1年間の医療保険と介護保険の自己負担額の合計が，基準額を超えた場合 【交付内容】基準額を超えた分が償還払いされる
	小児慢性特定疾病医療費助成制度	都道府県または指定都市・中核都市の窓口	【対象】18歳未満の児童，18歳になった後も継続治療が必要な場合は20歳未満まで対象となる 【交付内容】世帯年収に応じて設定された自己負担限度額に応じて負担 【留意点】高額療養費制度やこども医療費助成等の医療費助成制度も併用となる
	身体障害者手帳	各市町村障害福祉担当	【対象】人工肛門・人工膀胱を永久的に造設した場合 【申請時期】障害が固定したと判断されたとき 【交付内容】ストマ装具の購入費補助は，実際にかかる費用の9割を支給（所得に応じて自己負担限度額あり）
	妊孕性温存療法に対する費用助成	各都道府県	【対象】43歳未満（凍結保存時），年齢下限なし，所得制限なし．長期間の治療によって卵巣予備機能の低下が想定されるがん疾患．乳がん（ホルモン療法）など 【交付内容】未受精卵子凍結20万（1回）／2回までなど 【留意点】助成の対象者は，担当医と生殖医療を担当する医師，両者の検討により選定されるなど，詳細な確認が必要となる
	傷病手当金	初回申請は会社退職後は社会保険事務所	【対象】協会けんぽや健康保険組合など，勤務先で健康保険に加入している会社員や公務員など 【申請時期】連続する3日間を含み4日以上出勤困難であった場合 【交付内容】1日あたり，標準報酬日額の3分の2に相当する額． 支給期間通算1年6ヶ月 【留意点】2022年1月に法改正のため，2020年7月2日以降に傷病手当金の受給を開始した方で，出勤に伴い不支給となった期間がある場合は，その期間を延長して傷病手当金を受給することが可能

所得保障	障害年金	年金事務所	【対象】公的年金に加入し保険料納付済期間などを有し，かつ，障害が一定の程度にあるなど障害年金の支給要件を満たしている方. 【申請時期】原則初診時から1年6か月経過後.人工肛門造設の場合は，造設から6か月後.その他，咽頭全摘出の場合は摘出日から申請可能など状況により異なる. 【交付内容】身体状況および加入年金により，支給額が決定 【留意点】国民年金加入前の20歳前に初診日がある場合，20歳時点で一定の障害状態であると認められると，障害基礎年金の支給対象となる
	生活保護	各市町村福祉事務所	【対象】他の制度を利用しても，生活費が生活保護法で規定する最低生活費に満たない場合 【交付内容】食費や光熱費，医療・介護サービスの費用，アパートなどの家賃など，生活を営む上で必要な各種費用が支給される.
その他，都道府県や市町村による助成金	ウィッグ胸部補正具購入費用助成事業*	各都道府県もしくは市町村単位	【対象】申請時点で当該市に住民登録があり，医師にがんと診断され治療による外見変化があり，補正具の購入またはレンタルをした方 【交付内容】各市町村が設定した上限の範囲内（例：ウィッグ購入費の上限4万円など）
	若年者の在宅ターミナルケア事業*	各市町村もしくは市町村単位	【対象】申請日時点で当該市の住民基本台帳に記録されており，在宅療養の際に介護が必要な状況と判断される，40歳未満のがん患者（根治目的のがん治療は受けていない方） 【交付内容】在宅療養中に利用する在宅サービスのうち，1か月あたりの利用料上限を8万円として9割相当額を助成），その他ターミナル支援事業を申請するにあたり必要な主治医意見書作成料

＊千葉県柏市の例である. 制度の設置状況や制度名・対象・交付内容は各行政により異なるため，患者・家族への情報提供時には都度，当該市町村などへの確認を推奨する.

関しては，小中学生のように院内に特別支援学級を設置している医療機関はないことから，これまで患者と学校の個別交渉や家庭教師の活用などの個人的な努力により維持されてきた経緯がある.

　今後は，医療機関も患者の継続的な学びの機会の保障に参画すべく，AYA世代支援チームやがん相談支援センターなど，AYA世代の教育に関する相談

表5.3.2　子どもを持つ患者への支援

支援内容	提供方法	提供元
子どもの 養育支援	子どもの一時預か りなど	各市町村の子ども家庭支援課など 　一時預かり，短期入所生活援助事業，夜間養護等事業など，未就学児が保育所などに通っていなくとも，保護者の病気などやむを得ない用件で一時的に保育所などを利用することが可能な制度
		ファミリー・サポート・センター https://www.jaaww.or.jp/family-support/famisapo/
子どもとの 関わり	情報コンテンツ	NPO 法人 Hope Tree https://hope-tree.jp/ 「子どもに伝えるときは 3 つの "C" を念頭に」 「迷ったときに手にする本」
	サポート プログラム	NPO 法人 Hope Tree　CLIMB プログラム https://hope-tree.jp/program/ 「がんの親をもつ子どもへのサポートグループ」
	グリーフケア	NPO 法人子どもグリーフサポートステーション http://150.60.7.162/network.html 喪失体験をした子どものグリーフサポート実施一覧
患者同士の 支え合いの場	患者支援団体	一般社団法人 全国がん患者団体連合会 全国 49 団体の加盟施設一覧（2024 年 5 月時点情報） https://zenganren.jp/?page_id=98
	LINE による 情報提供	一般社団法人 AYA がんの医療と支援のあり方研究会 AYA 研 LINE 公式アカウント（交流会情報） https://aya-ken.jp/archives/9446

窓口を設置することが期待されている．なお，相談窓口の担当者は患者や保護者の同意のもと，教育機関側と治療のスケジュールや副作用の留意点などを踏まえつつ，遠隔での学習参加や単位取得に関する検討を行う．なお，その際，学内外での検討で教育関係者が持ち合わせている，がん療養に関する情報量は様々であることに留意し，がん情報サービスなどの根拠に基づき，かつ簡便に入手可能な資材の情報提供も行うとよいであろう．

4) 仕事と治療の両立支援

　2012 年に施行された第 2 期がん対策推進基本計画の個別目標に「がん患者の就労を含めた社会的な問題」が明記されて以降，がん診療連携拠点病院の

表 5.3.3　がん患者の仕事と治療の両立支援に役立つ情報

主な対象者	提供内容	提供元
患者・家族 事業所	がんに関する 情報	国立がん研究センターがん情報サービス https://ganjoho.jp/public/qa_links/brochure/cancer-work.html 「それぞれのがんの解説」，「生活・療養」，「資料室」
	体験談	国立がん研究センターがん情報サービス https://ganjoho.jp/public/qa_links/note/index.htm「患者さん の手記」 静岡県立静岡がんセンター　https://www.scchr.jp/cancerqa/ 「がん体験者の悩み Q & A」
	相談窓口	国立がん研究センターがん情報サービス https://ganjoho.jp/public/consultation/index.html 「がんの相談窓口」，「がん相談支援センター」，「がん情 報サービスサポートセンター」 厚生労働省委託事業 長期療養者就職支援事業 https://www.mhlw.go.jp/stf/seisakunitsuite/bunya/000006517 3.html 一般社団法人 CSR プロジェクト https://workingsurvivors.org/index.html 「患者さんのための就労相談ほっとコール」，「人事担当 者のための就労サポートコール」
	事業所との コミュニケー ション制度	国立がん研究センター東病院 https://www.ncc.go.jp/jp/ncce/division/supportive_care_cen ter/consultation/020/index.html 「仕事とがん治療の両立 お役立ちノート」 特定非営利活動法人がんと暮らしを考える会 https://www.ganseido.com/ 「がん制度ドック」
事業所・相談 支援担当者	連携マニュアル など （情報共有様式 例など）	厚生労働省　https://chiryoutoshigoto.mhlw.go.jp/download/ 「治療と仕事の両立支援ナビ」，「相談可能な支援機関」， 「ガイドライン，企業・医療機関連携マニュアル」

がん相談支援センターには，社会保険労務士などの労働問題専門職の配置や，
ハローワークの就労支援ナビゲーターの出張相談を展開し，がん罹患を契機
に離職をした患者の新規就職を支援するなど，様々な休制整備が進められて
いる．さらに，2018 年度には，「療養・就労両立支援指導料」の診療報酬が
新設された．これは主治医と事業所の産業医や安全衛生管理者などとの間で
勤務情報や治療計画に関する情報共有を行い，患者の働き方に応じで治療計

画も工夫しながら離職を予防することを目標としたものである.

そのほか，患者・事業所・相談支援担当といった関係者ごとに活用可能な情報資源を列挙した（表5.3.3）. またこれらの支援資源の他に地域独自や事業所独自の社会資源も展開されつつある. 医療従事者はこれら院内の支援資源を正しく理解し，患者のニーズに合わせてコンサルテーションを行うことが期待される.

5) 患者会などサポートグループへの橋渡し

患者会などサポートグループは，病気への適応，役割変化に伴う喪失感，家庭や職場との人間関係，機能的変化に対する対処法の伝達など，心理的・社会的問題を対象として取り扱う. その目的・効果として，① 各専門職や他の患者とのコミュニケーションを通じて生活上の困難に対する具体的かつ実践的な対処法を体験的知識として獲得する，② コミュニケーションを通じて自尊心を取り戻す，といったことが挙げられる[5,6].

がん患者が，がん経験を経て新たな生き方を模索していく過程や自身のコミュニティでの自己開示など，制度では解決困難な側面において[7]，同じ体験のある患者との体験の共有は家族や上司への相談と同程度に有益であると報告されていることからも，医療従事者は患者会やサポートグループが社会資源の重要な構成要素であると認識し患者・家族へ情報提供することが期待される.

4. 医療機関における支援のプロセス

これまでに実施された先行研究より，AYA世代がん患者はAYA特有のニーズを感じていても他者に支援を求めない傾向がある[8]ことが明らかになっている. こうした特徴を踏まえ，支援対象者の同定は以下の点に留意しながら進めることが望ましい.

　　① 年齢や家族状況によって患者を取捨選択せず，すべての患者への基本　　　対応として位置付ける.
　　② 個々の価値観を尊重し，「利用すべき」など，指示的な関わりではな　　　く提案とする.

③ 社会資源の給付の要件は複雑, 変更されている場合もあること, 決定は担当機関によるものであるため, 基本的には「必ず受けられる」とは言い切らない. あくまでも提案と情報提供にとどめる.

また, 声掛けとともに実施するアセスメントは, 身体的・精神的・社会的側面の順序で行うことが推奨される. 患者からの主訴が社会的苦痛であることを理由に社会的側面のみ評価を行うと, その背景にある精神的苦痛などが見落とされる可能性を忘れてはならない. 加えて, 経時的な声掛けとアセスメントも重要である. AYA 世代は就学, 就労, 恋愛, 結婚, 妊娠, 出産などの社会生活の岐路となるライフイベントに直面している最中でのがん罹患であることも影響し, 治療後 1 年以上経過した後でも心理的・社会的側面の問題が生じることが明らかにされている[9]. 全患者を対象とする声掛けは, 初回入院時のみ, 初回治療時のみで完結するのではなく, 入院後と治療変更時ごとなど, 経時的に実施することが望ましい.

これらの声掛け・アセスメントを踏まえつつ, 患者が社会的苦痛に対する解決策を知らない, あるいは利用までの手順を自力で遂行困難な場合などは, 医療ソーシャルワーカーへ介入を依頼する.

5. さ い ご に

AYA 世代が利用可能な公的制度は現在発展途上である. 医療従事者はその点を念頭に置き, 自施設の所在する地域において, 利用可能な公的制度以外の社会資源を把握すること, 時には自施設が発信元となりながら, 地域における新たなネットワーク形成を行い社会資源の創造に向けた働きかけを行うことが期待されている.

参考文献

1） 大木和子, 笹岡眞弓, 高山恵理子 編著. 新版ソーシャルワークの業務マニュアル. 川島書店, 2004

2） 厚生労働省委託事業 国立がん研究センターがん対策情報センター. 患者体験調査 平成 30 年度調査. 令和 2 年 10 月.

3） Inoue I, Higashi T, Iwamoto M, et al. A national profile of the impact of parental cancer on their children in Japan.: Cancer Epidemiology. 2015; 39: 838-841.

4）国立がん研究センター 厚生労働省委託事業．小児患者体験調査報告書　令和元年度調査．令和3年3月．

5）保坂隆，岩田多加子，橋本久美子，他．就労相談に関する介入モデルの検討と実施．厚生労働省がん臨床研究事業「キャンサーサバイバーシップ　治療と職業生活の両立に向けたがん拠点病院における介入モデルの検討と医療経済などを用いたアウトカム評価～働き盛りのがん対策の一助として～」（研究代表者　山内英子）平成24年度総括・分担研究報告，2012．

6）竹中文良．がん患者とその家族を対象とする医療相談システム開発のための基礎研究，文部省科学研究費補助金研究成果報告書，2001．

7）高橋都，武藤孝司，甲斐一郎．がん患者と家族の治療と就労の両立に関するインターネット調査最終報告．『厚生労働省「働くがん患者と家族に向けた包括的就業支援システムの構築に関する研究」班（研究代表者 高橋都）平成24年度総括・分担研究報告書』2013; 113-134.

8）Jones J, et al. The Needs and Experiences of Post-Treatment Adolescent and Young Adult Cancer Survivors.Journal of Clinical Medicine. 2020; 9: 1444-1459

9）Miller B, et al. Emerging adulthood and cancer: How unmet needs vary with time-since-treatment. Palliat Support Care, 2010; 8: 151-158.

索　引

英字

A 世代　　1, 7
ACP　　→アドバンスケアプランニングを見よ
acute lymphoblastic leukemia　　→急性リンパ性白血病を見よ
advance care planning　　→アドバンスケアプランニングを見よ
ALL　　→急性リンパ性白血病を見よ
ambiguous loss　　→あいまいな喪失を見よ
AYA-SHARE-CST　　59
AYA 患者とのコミュニケーション　　61
AYA がんの医療と支援のあり方研究会　　187, 193
AYA 研　　→ AYA がんの医療と支援のあり方研究会を見よ
　　──LINE 公式アカウント　　137, 143
AYA サポートチーム　　⇒ AYA 世代支援チームも見よ，84
AYA 世代がん　　135
AYA 世代がん患者団体　　138
AYA 世代がんサバイバーの悩み　　64
AYA 世代支援専用窓口　　41
AYA 世代支援チーム　　192, 202
AYA 世代のコミュニケーション　　55, 57

Distress Thermometer and Problem List　　→つらさの寒暖計を見よ
DNA　　44
DNA 修復機構　　46
DTPL　　→つらさの寒暖計を見よ
Duostim 法　　29

Erikson　　5

FS リンク　　→患者アプリを見よ

HBOC　　→遺伝性乳がん卵巣がん症候群を見よ
HPV　　→ヒトパピローマウイルスを見よ
HPV ワクチン　　24
human papilloma virus　　→ヒトパピローマウイルスを見よ

JOFR Ⅱ　　→日本がん・生殖医療登録システムを見よ

LCAS　　→小児・AYA 世代のがんの長期フォローアップに関する研修会を見よ
lifetime care and support of child, adolescent and young adult cancer survivors　　→小児・AYA 世代のがんの長期フォローアップに関する研修会を見よ

mutation　　→変異を見よ

NaSSA　　→ノルアドレナリン作動性特異的セロトニン作動性抗うつ薬を見よ
noradrenergic and specific serotonergic antidepressant　　→ノルアドレナリン作動性特異的セロトニン作動性抗うつ薬を見よ

oncogene　　→オンコジーンを見よ
Onco-IVM　　29
open question　　→開かれた質問を見よ

Piaget　　3
posttraumatic growth　　→心的外傷後成長を見よ
PTG　　→心的外傷後成長を見よ

QOL　　→生活の質を見よ
quality of life　　→生活の質を見よ

SDM　　→共同意思決定を見よ
selective serotonin reuptake inhibitor　　→選択的セロトニン再取り込み阻害薬を見よ
serotonin noradrenaline reuptake inhibitor　　→セロトニン・ノルアドレナリン再取り込み阻害薬を見よ
SHARE-CST　　54
shared decision making　　→共同意思決定を見よ
SNRI　　→セロトニン・ノルアドレナリン再取

り込み阻害薬を見よ
SNS　　140, 141
　　──のピアサポート　　141
SSRI　　→選択的セロトニン再取り込み阻害
　　薬を見よ

TESE　　→精巣内精子採取術を見よ
testicular sperm extraction　　→精巣内精子採取
　　術を見よ
traumatic growth　　10

variant　　→バリアントを見よ

YA世代　　1, 8, 9

あ

愛着理論　　176
アイデンティティ　　167
　　──の確立　　5-9, 13, 77, 104, 168, 182
悪循環　　93
アドバンスケアプランニング　　57, 195
アピアランスケア　　85
アルプラゾラム　　95
安心感と情緒的なサポート　　59
アンメットニーズ　　56, 109, 111, 166, 195
　　AYA世代がん患者の──　　89, 108, 136, 137
　　YA世代患者の──　　102
　　患者・家族の──　　195

移行期医療支援コーディネーター　　42
移行期医療センター　　40
意思決定　　4, 56-58, 163, 184, 201
　　──のプロセス　　69
意思決定支援　　7, 31, 67
意思決定支援ガイド　　67
遺族外来　　203
依存　　167
一体性　　11
遺伝カウンセリング　　51
遺伝子　　44
遺伝性　　171
遺伝性疾患　　201
遺伝性乳がん　　23
遺伝性乳がん卵巣がん症候群　　50
医療過誤　　151
医療者　　180

医療保健福祉分野の多職種連携コンピテンシー
　　187

ウィルムス腫瘍　　50
うつ病　　89, 90
　　──が疑われる患者　　98
　　──の診断　　96
　　──の対応　　96, 97

エスシタロプラム　　95, 97
エストロゲン依存性腫瘍　　30

親
　　──から自立　　146
　　──の役割　　153, 154
　　──の葛藤　　145
　　──の発達課題　　152
　　がんの──を持つ子ども　　154, 155
　　社会的──　　34
親子関係　　6
　　──の変化　　146
オランザピン　　95
オレキシン受容体拮抗薬　　95
オンコジーン　　46
温存後生殖補助医療　　33
オンライン患者会　　139

か

外傷後ストレス　　38
カウデン症候群　　50
カウンセリング　　93
学童期　　156
家族
　　──の力　　151
　　──への配慮　　57
家族機能　　149, 167, 168
家族性　　171
家族性大腸腺腫症　　50
価値　　93
葛藤　　8, 73
　　親の──　　145
　　看護師の──　　147
　　自立と保護をめぐる──　　163
がん・生殖医療　　26
環境調整　　94
患者アプリ　　31

索　引　　217

患者会　137, 138, 204
がん種　19, 20
「がん情報サービス」　117
感情領域に働きかける介入　149
感情労働　70, 71
がん診療連携拠点病院　191
がん相談支援センター　41, 211
がん対策推進基本計画　191, 202 206
がんの発生機序　45
カンファレンス　196
がん抑制遺伝子　46

希少がん　198
期待される役割　16
キャリア発達　8
急性リンパ性白血病　21
共感疲労　70, 71, 73, 75
共感満足　71
行政　204
きょうだい　167
共同意思決定　197
キワニスドール　156

グリーフ　→悲嘆を見よ
グリーフケア　174, 203
　　——に関するガイドライン　178
クロナゼパム　95
クロミプラミン　97

経済的
　　——基盤　163
　　——支援　30
　　——な自立　104, 128
　　——負担　31, 206
経済毒性　131
ケイパビリティ　188
血管新生　46
結婚　8
原家族　12, 14, 146
検診　24

後遺症　122
抗うつ薬　97
甲状腺がん　20, 199
行動活性化療法　93
高等専門学校　121

抗不安薬　95
個人的達成感の低下　185
個体性　11
孤独　136, 168
孤独感　105, 110
子ども
　　——に関する気がかり　153
　　——の意向　159
　　——を持つがん患者　153
　　——を持つ患者への支援　207
　　がんの親を持つ——　154, 155
　　未成年の——　85
　　予期しない——の重い病い　145
コーピング　113
コーピングスタイル　79
コミュニケーション　53, 54
　　——の4要素　60
コミュニケーションスキル　32
コミュニケーションスキル・トレーニング
　　53, 54, 60
孤立　122, 168

さ

在宅　203
在宅療養生活支援事業　196
採卵　29
里親　35
サバイバー　37
サポートグループ　212
三環系抗うつ薬　97
産業医　204

死因　20
支援者
　　——自身のつらさ　70
　　——のメンタルヘルス　70
ジェンダー形成　13
支援チーム　187
自我同一性　→アイデンティティを見よ
子宮頸がん　24
自己イメージ　1
自己健康管理　37
自己効力感　163, 186
自己分化　12
自殺　90, 91, 96
自殺念慮　97, 98

索　引

思春期　1, 78, 158, 167
施設間連携　199
実行機能　4
死別　179
　　──のコーピングの二重過程モデル　176
社会関係　16
社会資源　206
　公的な──　207
社会的機能　11, 16, 17
社会的孤立　137
社会的困難　136
社会的な発達　11, 12, 14, 16
社会保険労務士　125
若年成人期　1
就学
　　──の継続　120
　　──の支援　122, 207
就活　125, 126
　社会人の──　130
就職支援　126
終末期　98, 203
就労　8, 166, 210
就労支援　123, 128
授業料減免制度　132
受精卵凍結　28
「障害学生修学支援ガイド」　122
障害者雇用　125
奨学金制度　121, 132
情緒的消耗感　185
『小児，思春期・若年がん患者の妊孕性温存に関
　　する診療ガイドライン』　27
小児・AYA 世代のがん患者等の妊孕性温存療法
　　研究促進事業　31
小児・AYA 世代のがんの長期フォローアップに
　　関する研修会　41
小児がん　37, 201
小児慢性特定疾病対策　40
情報　199
情報資源　212
情報提供　65
情報提供ツール　142
助成　30, 40, 131, 209
自立　112, 163, 167
人生設計　105, 124
心的外傷　168
心的外傷後成長　10, 68

親密性　6, 105
信頼　155
心理社会的苦痛　116
心理職　31
心理的苦痛　102, 107, 136
心理的ケア　108
心理的サポート　108
心理的問題　101
心理療法　110
進路指導　⇒就活も見よ , 126

スクリーニング　84, 85
スクリーニングツール　80, 85, 98, 193
ストレス　70
ストレス対処法　158
スピリチュアルなサポート　108

生活習慣病　39
生活の質　93
生児獲得率　30
精子形成障害　27
精子凍結　28
正常な心理反応　91, 94
生殖家族　146
生殖補助医療　31
成人移行期医療　39, 41
精神科　97
精神科医　98
精神腫瘍医　87
性生活　164, 195
精巣組織凍結保存　29
精巣毒性　27
精巣内精子採取術　29
生物・心理・社会的な側面　10
生理的欲求　155
セカンダリケア　84
セクシャリティ　9, 65, 164
セルトラリン　97
セルフケア　75, 122
セルフモニタリング　75
セロトニン・ノルアドレナリン再取り込み阻害
　　薬　97
セロトニン再取り込み阻害・セロトニン受容体
　　調節剤　97
遷延性悲嘆症　174, 174
先進医療　40

索　引

選択的セロトニン再取り込み阻害薬　95,97
せん妄　95
前立腺がん　19

総合診療医　202
喪失　7, 105, 106
　あいまいな——　165
　社会的に認められにくい——　34
　喪の過程における四つの課題　176
早発卵巣不全　27
疎外感　122
ソーシャルメディア　166

た

大学　121
体験談　140, 141
　動画の——　141
　漫画の——　141
対処　112
対人援助職　70
多剤併用化学療法　38
多職種カンファレンス　93
多職種支援プログラム　83
多職種チーム　85, 192, 194
　——によるチーム支援　147
多職種連携　78, 191
脱人格化　185
多発性内分泌腺腫症　50
タブレット端末　85
短期大学　121

地域資源　203
抽象的・論理的思考　4
長期フォローアップ　38, 39, 164, 201

つらさの寒暖計　80, 98, 193

適応反応症　89, 90, 94, 98
デュロキセチン　97
転移　46
転籍　118

道徳判断　15
特別支援学校　119
特別養子縁組　35
ドナー候補　171

トラゾドン　96

な

二次性腫瘍　38
ニーズ　80
　——の変化　143
日本がん・生殖医療登録システム　31
乳がん　19, 21, 23
乳児期　155
妊娠率　30
認知的発達　3
妊孕性　8, 9, 26, 38, 85, 164
妊孕性温存　26, 30, 31, 39, 200
　——の意思決定　32
妊孕性温存後生殖補助医療　26
妊孕性温存療法　26, 27, 32
　女性の——　29
　男性の——　28
妊孕性喪失　34
妊孕性低下　26

ネガティブケイパビリティ　188

ノルアドレナリン作動性特異的セロトニン作動
　性抗うつ薬　97

は

配偶者　162
胚細胞腫瘍　22
胚細胞腫瘍・性腺腫瘍　20
バウンダリー　73-75
発がん遺伝子　46
白血病　20, 21
発達課題　104, 123
　Havighurst の青年期の——　13
　親の——　152
発達段階　123, 151, 167, 171
パートナー　162
パートナーシップ　162
パートナーシップ宣誓制度　162
母親　151
バリアント　46
ハローワーク　204
ハローワーク相談員　125
バーンアウト　→燃え尽き症候群も見よ, 72,
　184

索 引

晩期合併症　23, 38, 40, 122, 124, 125

ピア　110
ピアサポート　68, 110, 122, 135, 139, 166
　　──の多様性　140
　　──のニーズ　136, 137
　　意思決定支援の──　68
ピアサポートグループ　138
悲嘆　174
　　通常の──　174
　　非公認の──　34
悲嘆反応　177
ヒト遺伝学的検査　47
ヒト体細胞遺伝子検査　47
ヒトパピローマウイルス　24
非配偶者間生殖補助医療　35
開かれた質問　91

不安　91
　　再発への──　92
復学　120
複雑性悲嘆　174, 175
復職　130
復籍　118
服薬アドヒアランス　97
不死化（細胞の）　46
不妊　27
不眠　95
プライマリケア　83, 87

ヘルスリテラシー　41, 66
変異　46
変化
　　親子関係の──　146
　　外見の──　85, 120, 153
　　容姿の──　7
返済免除制度　121
ベンラファキシン　97

ボルチオキセチン　97

ま

マスラーク・バーンアウト・インベントリー　72

未受精卵凍結　29
ミルタザピン　97

メンタルヘルスケア　89

網膜芽細胞腫　50
燃え尽き症候群　70-73, 75, 184
モサプリドクエン酸塩　95

や

幼児期　155

ら

ライフイベント　77, 136, 184
ライフサイクル　182
ライフステージ　136
ライフプラン　77
卵巣組織凍結　29, 30
ランダムスタート法　29

離家　146
理解（病気や死の概念の）　4
罹患率　19, 20
　　AYA世代でのがん──　19
リー・フラウメニ症候群　50
リプロ支援チーム　85
リプロダクティブヘルス支援チーム　→リプロ支援チームを見よ
療養環境　196
リンチ症候群　50
リンパ腫　20

レジリエンス　17, 32, 68, 75, 158, 172
「レジリエンスを高める10の方法」　75
恋愛　8
レンボレキサント　96

ロフラゼプ酸エチル　95
ロラゼパム　95

わ

ワークエンゲージメント　185, 186
悪い知らせ　53

AYA 世代がん患者のこころのケア

令和 6 年 12 月 30 日　発　行

監 修 者　　日本サイコオンコロジー学会

発 行 者　　池　田　和　博

発 行 所　　丸善出版株式会社

〒101-0051 東京都千代田区神田神保町二丁目17番
編集：電話(03)3512-3261／FAX(03)3512-3272
営業：電話(03)3512-3256／FAX(03)3512-3270
https://www.maruzen-publishing.co.jp

© Japan Psycho-Oncology Society, 2024

組版印刷／製本・藤原印刷株式会社

ISBN 978-4-621-31046-5 C 3047　　　　　　Printed in Japan

JCOPY 〈(一社)出版者著作権管理機構 委託出版物〉
本書の無断複写は著作権法上での例外を除き禁じられています．複写
される場合は，そのつど事前に，(一社)出版者著作権管理機構(電話
03-5244-5088，FAX 03-5244-5089，e-mail：info@jcopy.or.jp)の許諾
を得てください．